糖尿病は“砂糖”で治す！

甘いものに目がないのは
正しかった

崎谷博征 著

健康常識パラダイムシフトシリーズ３

鉱脈社

はじめに

ようやく、糖の摂取を推奨してきた甲斐があり、たくさんの方から、
・アトピー性皮膚炎の炎症が治まってきた。
・むくみがなくなった
・疲労が蓄積しなくなった
・便通がよくなった
などの嬉しいご報告を頂くようになりました。

もちろん、生命の仕組みの基本をお伝えしているので、この結果は特筆すべきことではありません。長期的にはもっと本来の生命力を自覚できるようになるはずです。


さて、この著作の題名を見て驚かれたひとも多いと思います。

「砂糖（あるいは果糖）は体に悪い」、そして「糖尿病は砂糖病だ」というデマが、ポピュラーサイエンス（大衆の娯楽サイエンス）だけでなく、メインストリームの医学でもすっかり定着しているからです。

この著作ではその固定概念を完全に覆《くつがえ》します。

すでに三〜四年前から講義という形でさまざまな人にこのことを伝えてきました。

直接、私の講義を聞いていない人の中にはその真意が分からないため、私が砂糖業界の回し者ではないかと疑っている人もいると聞きました。

私が砂糖業界の回し者かどうかは、じっくり本編をお読みいただけると明確に答えが出ると思います。

人類も含めて哺乳類は甘いものに目がありません。

しかし、みなさんの甘いものというと、お菓子、ケーキ、パンケーキ、クッキーなどを思い浮かべるのではないでしょうか？

これらの加工食品は今回私がお伝えする甘いもの（sugary）ではありません。

これらの加工食品は、小麦などの穀物（デンプン質）にプーファ（ＰＵＦＡ：多価不飽和脂肪酸）という油がたっぷり混じったものです。

このようなものを摂取すると太るのは当たりまえです。それが砂糖のせいではなく、デンプン質やプーファ（ＰＵＦＡ：多価不飽和脂肪酸）によるものであることを立証していきます。

本編を通じてなぜ現代にあふれかえるスイーツを〝砂糖の甘い食品〟と誤解させられているのかが分かるようになります。

さて、本編をご覧になる前に留意していただきたいことがあります。

まず、砂糖あるいはショ糖（サクロース）＝糖（グルコース）ではありません。

砂糖（サクロース）＝糖（グルコース）＋果糖（フルクトース）です。

糖尿病は砂糖（サクロース）で治るのであって、糖（グルコース）で治るのではありません。糖（グルコース）と果糖（フルクトース）のコンビネーションで、糖尿病で滞っている生命のエネルギーフローが再開通するのです。

糖尿病は慢性病の代表としてここで取り上げているだけで、ガンを含めたすべての慢性病は、細胞レベルで見ると糖尿病と同じ代謝になっています。

エネルギー代謝というのは正確には「糖」のエネルギー代謝のことを指します。糖のエネルギー代謝（糖の完全燃焼）こそが、私たちの健やかな生命場（ヘルスィネス・フィールド：healthiness field）を形成・維持・発展していく本体です。

一方の病気の場（シックネス・フィールド：sickness field）のエネルギー代謝（病的エネルギー代謝）は脂肪・タンパク質をエネルギー源としています。そして糖の不完全燃焼を引き起こし、エネルギー・フローが完全に滞ってしまいます。

砂糖（サクロース）＝糖（グルコース）と果糖（フルクトース）のコンビネーションは、生命体をシックネス・フィールド（病気の場）からヘルスィネス・フィールド（健全な生命場）へと変換してくれる本質的な物質です。

糖尿病を題材にして、生命のエネルギー代謝の本質を今回もたくさんのエビデンスを提示してお伝えしていきます。

目次

糖尿病は〝砂糖〟で治す！

第1章 驚きの発見! 糖尿病の治療は砂糖であった! ~5つの実例

第4章 高血糖は病気の原因なのか？

第5章 〝砂糖〟の驚くべき波及効果
～炭水化物が人類を救う！

第1章

驚きの発見！
糖尿病の治療は砂糖であった！

～5つの実例

1　糖尿病の改善は砂糖を補う食事からであった！

――例1　バッド医師の治療

約一万年の農耕革命以降に記述された病態に、消耗症候群《しょうもうしょうこうぐん》、衰弱《すいじゃく》症候群（wasting syndrome）があります。

これは全身の筋肉や皮下脂肪が減っていき、まるでガンの末期やエイズ（ＡＩＤＳ：後天性免疫不全症）のようにヤセ細った状態です。ただし、お腹は出ています。

これは不治の病とされていました。

この症候群の特徴としては尿に糖（グルコース：glucose）がおりることです（尿量も多くなる）。

尿に糖が出ることから、この状態をいつしか「砂糖病」（sugar disease, 日本では〝糖尿〟と呼んだ）と治療家の間でもよばれるようになりました（ここ数百年の間のことです）。

現代医学では血液中の糖（グルコース）濃度が高いだけで、尿に糖がおりていないにもかかわらず〝糖尿病〟というネーミングをつけています。

医師を含めた治療家たちは、「糖尿病は砂糖病であり、砂糖が問題だ」と言います。現在でも糖尿病だけではなく、血糖が少し高い人でも甘いものを食べるのは禁物とされています。しかし、尿に糖がおりる人は甘いものを非常に欲しがりますので、甘いものを制限するというのは残酷といえる処置でした。

一八五七年にイギリスのウィリアム・バッド（William Budd）医師は、「尿に砂糖がおりて体が衰弱して死んでいくのだから、砂糖を補ってあげればよい」という発想で、ある糖尿病の男性に一日約二三〇グラムの砂糖（砂糖飴と糖蜜）を通常の食事に追加しました。

この男性は入院当時十八歳で、一日を通してずっと喉の渇きと空腹感を訴えていました（尿量もかなり多かった）。すでに筋肉はやせ衰えていて、何もできない状態だったようです。入院当初、当時での糖尿病治療食とされていた砂糖抜きの食事をトライさせましたが、尿量、尿糖は増すばかりで、さらに筋肉がやせ細っていきました。

そこでバッド医師は、当時の砂糖を制限した糖尿病食から砂糖を補う食事へ変更したのです。

バッド医師のアイデアは、先行してフランスで行われた厳密な臨床実験に基づいています。それは同じく尿に糖がおりて、やせ細った女性の治療報告でした。

その女性に、完全に糖やデンプン質を抜いた食事を入院治療として行いました。しかし、尿からおりる糖は逆に増加し続けました。そして、この実験をした女性は二か月でこの食事にギブアップし中止になりました。

後述しますが、砂糖のない食事は食欲を低下させるのです。生命体は、ストレスを引き起こすような食事は本能的に拒否するようにできています。頭でなく内臓感覚で食べることが大切です。そこで砂糖を入れた食事にすると、みるみる女性の症状が改善したという症例報告がバッド医師の目にとまったのです。

さて、バッド医師の砂糖を用いた治療の結果はどうなったのでしょうか？

日々、この男性の症状が改善していくのを目の当たりにしましたが、約二か月で筋肉の痩せの改善だけでなく、尿糖まできれいに消失したのです。

二か月後からはこの男性の希望で糖蜜をハチミツに変えると、さらに症状の劇的な改善が認められました。その理由は後で見ていきますが、ともかく舌や皮膚はそれまで黒ずんで乾燥していたものがきれいになくなり、よい肌ツヤに戻りました。咳もすっかりなくなり、胸部の痛みもひきました。そして何より体重が十キログラムも戻ったのです[1][2]。

しかし、メインストリームの医学は、このようなバッド医師たちの先行する治療成果を逸話（anecdote：アニクドート）にすぎないとして完全に無視しました。

そして、一九二二年にインシュリンが発見され、糖尿病の特効薬として使用されるようになりました。その後は、現代に至るまでさまざまな種類の糖尿病薬が開発されて使用されています。にもかかわらず、ここ一〇〇年の間、糖尿病と診断される人が急増し、かつ糖尿病で死亡する数は増加の一途をたどっています[4][5][6]。

プーファ（PUFA：多価不飽和脂肪酸）2 フリーの高糖質食の効果

――例2 ブラウン研究員の人体実験

さて、後述するように糖尿病の最大の要因であるプーファ（PUFA：多価不飽和脂肪酸。オメガ3&6がある。必須脂肪酸ともよばれている）に関しても、大変興味深い人体実験が報告されています。

「必須脂肪酸」を〝発見〟した（現在では多数の研究で否定されている）ジョージ・バー（George Burr）研究室の研究員であるウィリアム・ブラウン（William Brown）が、一九三六年にファットフリー（脂肪抜き）の高糖質食を六か月トライしました。

食事の具体的な内容は、シュガーシロップを中心に、オレンジジュース、乳清タンパク、チーズ、ポテトのビスケットにミネラル、ビタミンDなどの物質を加えたものでした。一日総カロリーは二五〇〇カロリーのプーファ（PUFA：多価不飽和脂肪酸）フリーの高糖質食事でした。

これは、ラットの実験でプーファフリー（プーファ抜き）にすると皮膚の症状が出たことなどから、ヒトでも同じことが起きるかを確認するための人体実験でした。

つまり、プーファ（オメガ3＆オメガ6）が人体にとって〝必須〟栄養素であることを確認するための人体実験でした。

さて、高糖質食（＆プーファ・フリー）の人体実験の結果はどうだったでしょうか？

研究員のブラウンはひどい片頭痛もちで、血圧が少し高めでした。

それが、この高糖質食事を行った六週後からまったく片頭痛が消失し、それ以降も二度と頭痛がありませんでした。彼の血圧は、実験前は一四〇～一五〇／九五～一〇〇でしたが、二か月後からは一三〇／八五～八八と低下しました。

体重は、実験前は六九キログラムでしたが、三か月で六二・六キログラムまで減少しました。

実験前は正常の代謝率より九～一二パーセント低下していましたが、実験開始六か月には正常の代謝率より二パーセント低下と代謝も上がりました。

血液のデータにも変化がありました。

ストレスの一つの指標であるリン値が低下。その一方で血液の総タンパク質は上昇しました。

そして彼が何よりも実感できたのは一日の終わりの疲労感がまったくなくなったことでした[3]。

（※先のラットの実験での皮膚の症状は追試実験によって、ビタミンB_6などの不足が原因であることが判明しました）

3　フルーツ・ハチミツ主体で糖尿病薬もプーファ・フリーへ
——例3　Ⅱ型糖尿病と診断された70歳女性

私の外来に来られた七十歳の女性は、三十年間、いわゆるⅡ型糖尿病と診断されて長年、内服で血糖をコントロールされていました。

血糖のコントロールが悪いと内服を追加していくという現代医療のおなじみのパターンでした。

基本的に現代医療を固く信じている方や薬で安心を買っている人たちには、私は根本治療法があったとしても積極的にお伝えすることはありません。これは過去に、こういう人たちに本当のことを話しても意味がないばかりか、逆に反感を買うことを経験していたからです。

この七十歳の女性にも慎重に、自分の病気（糖尿病以外にもおなじみの高血圧症、高脂血症などの診断名と薬の投与がありました）についてどう考えているのかを、時間をかけて関係を築きながら引き出していきました。

すると、「薬は、本当は止めたい」といいます。しかも、今までかかった糖尿病専門医は「血糖値とHbA1c（エイチビーエーワンシー）の値をみて、薬の量を変えるだけで、治ることはないと言われている。生活指導といっても、『運動をして甘いものを控えて』という程度のものしかなかった」と不満そうでした。

HbA1c（エイチビーエーワンシー）とは、血管内でブドウ糖（グルコース）がヘモグロビンに結合した状態を数値化したものです。ヘモグロビンは赤血球の中に存在するタンパク質です。

赤血球の寿命はおよそ一二〇日（四か月）で、この間ずっと体内を巡って、血液中の糖（グルコース）と少しずつ結びつきます。血液中に糖が多ければ多いほど結びつきが増え、HbA1c値も高くなります。

血液中のHbA1c値は、赤血球の寿命の半分にあたる時期、つまり約一～二か月前の血糖の状態を反映しています。

実際にこの方の初診の血糖、HbA1c値を測定すると、いずれの値も上限値をかなりオーバーしています。

私はまずこの方に今まで出されている内服はそのままで食事指導をしました。注意事項は後述しますが、プーファ（PUFA：多価不飽和脂肪酸、オメガ3&6）をできる限り摂取しないこと。そしてフルーツをたくさん食べることを細かくお伝えいたしました。

砂糖の入ったものを積極的に摂取するようにお伝えしたものの、やはり「砂糖悪玉説」にすっかり洗脳されておられるのか、砂糖を摂取するのに罪悪感があるようでした。それでフルーツをすすめたのです。

今までフルーツは食べてはいけないといわれていたので、大変喜ばれました。

ちなみにフルーツに含まれる糖質は砂糖と同じ、糖（グルコース）+果糖（フルクトース）です。

三か月後、受診したときには、血糖値は正常範囲内でしたが、HbA1c値はまだ正常値の上限より少しオーバーしていました。

再度、食べ物をチェックすると、どうも朝や空腹時にパンを食べているようでした。一般のパンには植物油脂（オメガ6系プーファ）が入っています。このようなものを食べている限りは、糖尿病は治らないということをお伝えし、パンやご飯を少量に変更していただきました。

白米もデンプン質ですので、過剰摂取するのはよくありません。デンプン質は後述するように、インシュリンを大量放出させ、糖尿病の共通した病態である「ストレス反応」を引き起こすからです。

食事で白米を食べるときにも、なるべく砂糖かフルーツを同時に摂取するように心がけていただきました。

そして三か月後に血糖値、HbA1c値を測定すると、いずれもいわゆる正常範囲内に入ってきました。

しかし、まだ糖尿病薬は服用されていましたので、この時点で糖尿病薬を半分にしてフォローアップとしました。

そして薬が完全にフリーになったのは一年後でした。とくに喜ばれたのは、不眠で数十年服用していた睡眠薬が必要なくなったことです。就寝前には、夜間のストレス（夜の暗闇はストレスです）に対応するために、ハチミツを摂取していただくように指導しました。

ハチミツも砂糖と同じく、「糖（グルコース）+果糖（フルクトース）」です。就寝前に十分に血糖値を高めておくことが質の良い睡眠には欠かせません。

この一年の間は、やはり、どの食材や食品に糖尿病の原因であるプーファ（PUFA：多価不飽和脂肪酸、オメガ3&6）が入っているかを逐次チェックすることが一番大切でした。

そして、薬がフリーになった後も、血糖値は落ち着いていても、HbA1c値がやや高い時期がありました。私は「検査はウソをつかない」と冗談まじりの話をし、HbA1c値が高い理由をご本人に思いあたる節はないか話していただくようにしていますす（たいていは法事などがかさなって魚やプーファが入っているものを摂取しすぎたと告白されます）。

ただし、ご本人はいくらプーファ（PUFA：多価不飽和脂肪酸、オメガ3&6）

の摂取を控えても、すでに体内に蓄積した分があるので、それを放出（脂肪分解：「リポリシス」といいます）させないように指導いたしました。

具体的には、常に血糖値が低下しないように砂糖玉やフルーツを常備していただくようお伝えしています。血糖値が低下すると、すぐに血糖値を上げようとしてストレス反応が開始されるのです（糖は生命体を維持していく中心物質だからです）。

これが糖尿病を作る反応になります。

なぜなら、ストレス反応で体内の蓄積した脂肪が分解（リポリシス：lipolysis）されて糖に変換されますが、脂肪を分解してまっさきに放出されるのは、プーファ（ＰＵＦＡ：多価不飽和脂肪酸、オメガ３＆６）だからです。

プーファ（ＰＵＦＡ：多価不飽和脂肪酸、オメガ３＆６）は後述するように、糖の代謝をブロックして、血液中を高血糖にしてしまう張本人です。

このように、しっかりと根本治療にとって何が大切なのかを共有できれば、糖尿病薬から離脱することは可能です。

4　糖質制限をやめさせたら血糖値が正常化した！

――例4　糖質制限をしていたⅡ型糖尿病患者

次にご紹介するのは、現代医療の治療に疑問があり、自ら糖質制限をしていた五十五歳の男性の例です。

この方もⅡ型糖尿病と診断されて、糖尿病薬を服用されていましたが、薬でたびたび低血糖を起こされた経験もあり、薬をやめて自分で糖質制限をしていました。

実際に糖質制限をして痩せたと絶大な信頼を置いておられるようでした。

私がこの方から受けた第一印象では、落ち着きがなく、少し攻撃的な雰囲気がありました。

まず、糖質制限で食事が美味しいかと尋ねたところ、慣れると何てことはないと話されました。

私は絡んだ糸を解きほぐすように、最初からなぜ糖尿病になるかを説明いたしました。そして、肝心な糖質制限が糖尿病を作る話をしたところで、自分の体調がこれだけよくなっているから間違いないと攻撃的に強く反論されました。

じゃあ、なぜ私のところに相談しに来たのか？　というと、糖質制限をして痩せたのは良かったが、血糖値が安定しないといいます。

糖質制限、つまり本当に糖（グルコース）を食事から制限してしまうと何が起こるのでしょうか？　それは低血糖が必ず引き起こされます。この低血糖は強いストレスのシグナルとなります。

これも詳しくは後述しますが、ストレス反応によって、コルチゾール、アドレナリンといったストレスホルモンが放出されます。いずれも脂肪を分解（リポリシス）して、糖に変換することで血糖を維持しようとします。

そして、コルチゾールは脂肪だけでなく体のタンパク質を分解して糖に変換します。とくに体の筋肉、胸腺、皮膚といったところのタンパク質を分解していきます。このため、長期的に糖質制限をすると、体の筋肉がやせ衰え、皮膚のシワが目立ち、風邪を引きやすくなります（胸腺は免疫系）。

この方が痩せたというのは、実は慢性的な糖質制限によるストレス反応によって、病的に痩せた状態なのです。まさに消耗症候群《しょうもうしょうこうぐん》、衰弱《すいじゃく》症候群（wasting syndrome）

の状態なのです。

そして、コルチゾール、アドレナリンといったストレスホルモンは、情緒不安定、うつ、攻撃性などを高める作用があります。

まさに私がこの方から最初に受けた印象どおりでした。

実際にこの方はイライラしやすく、感情の波が激しいと自己申告されています。

このことを何回かに分けて説明して、ようやく私が提唱する原始人食にスイッチしていただくことができました。

原始人食とは、人類が長年食べてきた習慣を集約したもので、その主体は食事からプーファ（ＰＵＦＡ：多価不飽和脂肪酸、オメガ３＆６）をなくして、しっかりと砂糖、果糖などを摂取するものです。

この方は一度やると決めるととことんやってみるという性質があり、しっかりと原始人食を三ヵ月やっていただけました。その後の健診で血糖値、HbA1c値ともに正常範囲内に収まったと報告していただけました。

おまけにイライラすることは減ったと仰っています。何よりも食事のバリエーションが増えたことを喜ばれていました。食事でストレスがあるのが一番いけません。食事、とくに糖・果糖を摂取することが最大のストレス防御にもなるので、本来は食事をすることでストレスが軽減されるものなのです。

初診から半年以上経過していますが、糖質制限をやめることで血糖値を正常化することが可能になった症例でした。

5　完全なプーファ・フリーでインシュリンをオフに
──例5　I型糖尿病患者がインシュリン注射が不要に

最後にご紹介するのは、意識障害があり口から食物を食べられないために、胃瘻《いろう》とチューブ栄養をしている男性の例です。

この方はI型糖尿病のためインシュリン治療をされていました。チューブ栄養をしていますが、血糖値が安定しないためインシュリンの投与量をこまめに変更する必要がありました。

なぜでしょうか？　病院で使用するチューブ栄養剤はほとんどが大豆油を使用して

います。大豆油はオメガ6系のプーファ（多価不飽和脂肪酸）で植物油脂ともいいます。この大豆油のために、糖が細胞内で利用できないために高血糖になるのです（詳しいメカニズムは後述します）。

私がそれに気づくのが遅かったのですが、早速栄養剤に油がはいっていないものを探し、取り寄せていただきました。その栄養剤は、成分に脂肪がなく、組成はちょうどウィリアム・ブラウンさんがトライした高糖質食に近いものです。

こうして、ファットフリー（脂肪抜き）、つまりプーファ（ＰＵＦＡ：多価不飽和脂肪酸）がまったく入っていない栄養剤をチューブから流すことができたのです。

この方はこれ以外には食事摂取ルートがありませんから、純粋にプーファ（ＰＵＦＡ：多価不飽和脂肪酸）フリーの食事の臨床試験ができたのです。

一か月ほどすると血糖値は安定し、インシュリンの調整が必要なくなりました。その後、むしろ低血糖になることがたびたび起こったので、インシュリン量を徐々に減量していきました。

そして一年後には血糖値、HbA1c値ともに低下傾向にあるために完全にインシュリンから離脱することができました。

糖尿病は特にⅠ型では一生、インシュリンの注射が必要とされています。しかし、プーファ（PUFA：多価不飽和脂肪酸、オメガ3&6）フリーの食事にすることで、インシュリンは必要なくなったのです。

インシュリン離脱まで一年間を要したのは、おそらくこの男性の膵臓のインシュリン産生細胞が再生し十分な量のインシュリンを自分で産出できるまでに時間がかかったからだと推測しています。

この膵臓の再生期間は、それまでにどれだけ膵臓が破壊されているか、あるいはどれだけプーファ（PUFA：多価不飽和脂肪酸、オメガ3&6）フリーにして、果糖などのエネルギー代謝を高める物質を摂取したかによります。

また、一般的に感染症が起きると血糖値が高くなり、糖尿病の状態が悪化します。このときに感染症の治療のために、絶食をして点滴にします。点滴治療だけで解熱して状態が良くなる場合がありますが、これも絶食によってプーファ（PUFA：多価不飽和脂肪酸、オメガ3&6）フリーになることが影響しています。

もしこのときに大豆油入りの点滴にすると、いつまでも発熱が続き、血糖値は高くなります。実際に昔は免疫を抑えるために、臓器移植後などに大豆油の点滴が使用されていたのです。

第2章
糖の代謝が命の源

1 糖の代謝が生命場を形成・発展・維持していく

「生命場」には「健康の場」と「病気の場」がある

私たちを構成する何十兆個の細胞は、それぞれが個々に独立して存在する〝島〟の集まりではありません。

細胞が成熟してしっかりとした役割を果たすためには、細胞を囲む環境（微小環境：microenvironment）との相互作用が必要不可欠です。ちょうど、人間がその周囲の環境とコミュニケーションをとらないとひとりでは生きていけないのと同じです。細胞もその周囲の環境からエネルギー源を供給してもらったり、さまざまなシグナルのやり取りをしたりしています。

このように細胞および細胞と相互作用している周囲の環境をひっくるめて生命場

(life field：ライフフィールド)と呼びます。

細胞の状態を安定させてその機能を成熟させる健全な生命場をとくに「健康の場(healthiness field: ヘルスィネス・フィールド)」と名付けています。

その一方で、生命場には細胞を不安定化させ、その機能を低下させる場もあります。そのような場を「病気の場(sickness field：シックネス・フィールド)」と名付けています。

エネルギー代謝がスムーズな「健康の場」

健康の場(ヘルスィネス・フィールド)の特徴は、エネルギー代謝が滞りなくスムーズに流れていること。細胞レベルでみると、ミトコンドリアで電子の流れが最後の酸素に受け渡されるまでスムーズに流れている場です。

健康の場(ヘルスィネス・フィールド)では、エネルギーの源は糖(グルコース)あるいは果糖(フルクトース)です。このエネルギー源である糖、果糖が完全燃焼されて、最終的に多大なエネルギー(ATPといいます)と二酸化炭素(CO_2)および水が産出されます。

この糖の完全燃焼に必要なホルモンが甲状腺ホルモンです。甲状腺機能低下や血液中に遊離脂肪酸（プーファ：ＰＵＦＡ：多価不飽和脂肪酸）、遊離アミノ酸（トリプトファン、メチオニン、システイン）などがあれば、甲状腺ホルモンの働きがブロックされるので、糖の完全燃焼（エネルギーフロー）が滞ります[7][8][9]。

第1章のブラウンの人体実験で、実験前のコレステロール値は二九八㎎／dℓでしたが、高糖質食開始後、たった二週間で二二八㎎／dℓまで低下、そして四か月後には二〇六㎎／dℓまで低下しています。

糖の完全燃焼では甲状腺ホルモンが必要でしたが、糖のエネルギー代謝が高まると甲状腺機能も向上します。実は、血液中のコレステロール値は甲状腺機能と逆比例関係にあります。エネルギー代謝が高まり、甲状腺機能が高まると血液中のコレステロール値が低下します[10][11][12][13]。

これは、甲状腺機能が低下するとエネルギー代謝が低下し、コレステロールから体を守る保護的ステロイド（プレグレノロン、プロゲステロン、ＤＨＥＡ）に変換でき

［図1］糖の完全燃焼の模式図（健康の場）

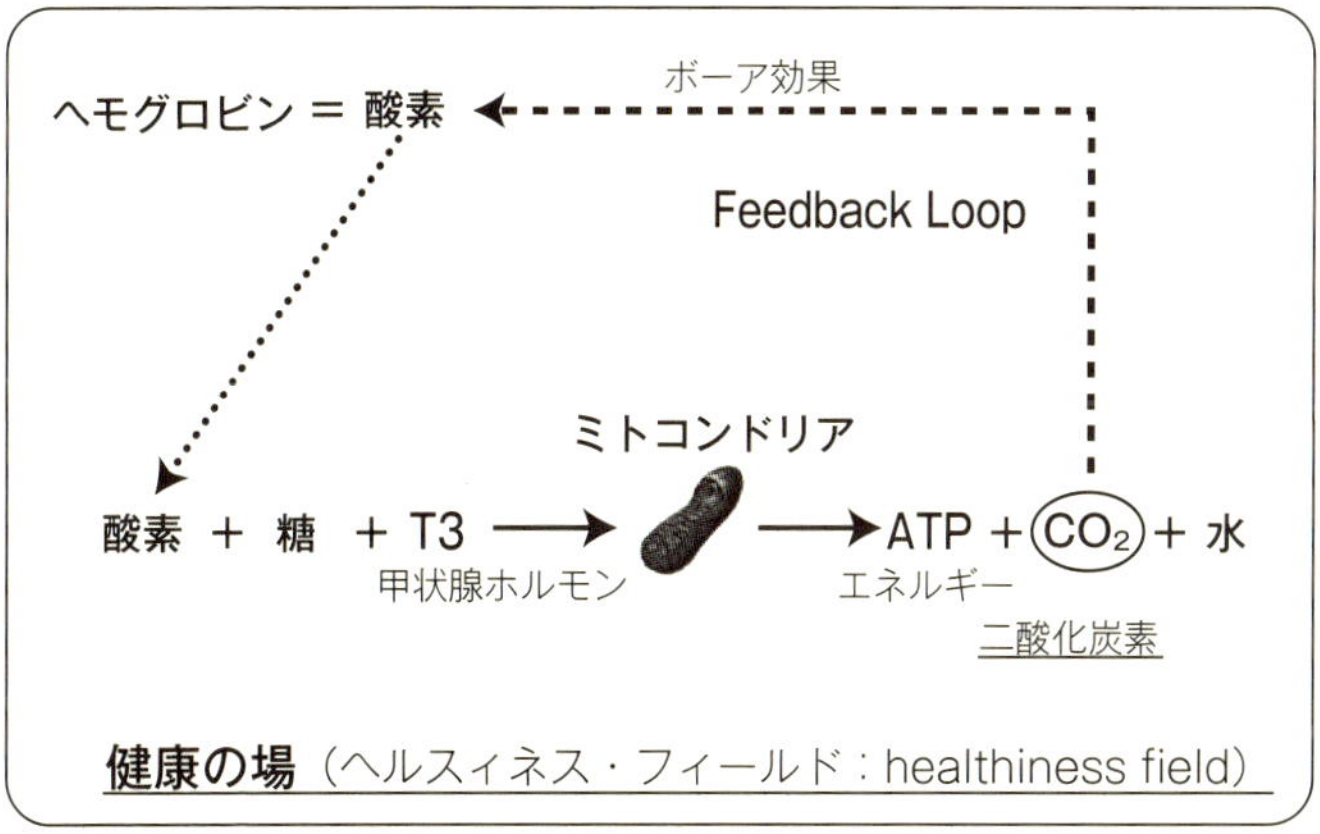

細胞が健やかに成長し、機能を持つ「健康の場（ヘルスィネス・フィールド）」でのエネルギー代謝を表わす。

糖（ブドウ糖、グルコース）、果糖（フルクトース）がミトコンドリアでミラクル物質の二酸化炭素（CO_2）とエネルギー（ATP）に変換されることを「糖の完全燃焼」（糖のエネルギー代謝が回る）という。

糖の完全燃焼で初めて健康の場をキープできる。

糖の完全燃焼では、糖は酸素と甲状腺ホルモンの働きによって、二酸化炭素（CO_2）とエネルギー（ATP）に変換される。

糖の完全燃焼で産生される二酸化炭素（CO_2）によって、はじめて血液中のヘモグロビンに結合した酸素（O_2）がフリーの状態で組織へ受け渡される（ヘモグロビンにCO_2が結合して、O_2をキックアウトする）。これを「ボーア効果」という。

CO_2が細胞内で豊富に産生されないと、血液中（赤血球）のヘモグロビンがいつまでもO_2に結合したままで細胞に届けられない。つまり、CO_2がないと細胞内は酸欠になり、糖の完全燃焼が起こらない。

ないことで血液中のコレステロール値が高くなるからです。

糖のエネルギー代謝が低下すれば、コレステロールの新陳代謝が進まなくなるために血液中のコレステロール値が高くなるということです。

ブラウンのコレステロール値が徐々に低下していったのも、糖のエネルギー代謝（糖の完全燃焼）によって、コレステロールの新陳代謝が高まったからです。

ちなみに、血液中に遊離脂肪酸や遊離アミノ酸がある状態というのは、糖不足によって体内の脂肪・タンパク質が分解されているか、プーファ（多価不飽和脂肪酸、オメガ3&6）やトリプトファン、メチオニン、システインといったアミノ酸を豊富に含むタンパク質（筋肉部位）を含む食事をしているかのいずれかです。

二酸化炭素（CO_2）の生命場維持作用

さて、「糖の完全燃焼」で作り出される二酸化炭素（CO_2）は特に健康の場を形成・維持さらには発展させていくのには必須の物質です。

二酸化炭素（CO_2）の生命場維持作用は、組織に酸素を届ける（ボーア効果といいます）、細胞内外のミネラルバランス、タンパク質のアルデヒド結合のブロック、鉄によるフリーラジカルズ産生抑制、リーキーガット（腸管漏出症候群）の防止、血管拡張作用、細胞内の酸化状態のキープなど、多岐にわたります[14][15][16][17]。

したがって、細胞内二酸化炭素（CO_2）を減らすような酵素（炭酸脱水酵素：Carbonic anhydrase）をブロックして、細胞内CO_2濃度を高める治療がガン、緑内障や神経変性疾患などに有効であることが報告されています[18][19]。

いまや公式にもアンチエイジングの物質、エリクサー（elixir：不老不死薬、万能薬）として細胞内二酸化炭素（CO_2）濃度を高めることが注目されているのです。糖の完全燃焼では、この万能薬がたえず細胞内に産み出されているのですから、生命の仕組みに驚嘆するばかりです。

ヘルスィネス・フィールド（健康の場）では、細胞は健やかに成長、成熟し、それぞれの役割を果たすようになります。たとえば、心臓の筋肉細胞に成長すれば周囲と調律を合わせて収縮する、あるいは肝臓の細胞に成長すれば毒性物質を代謝するなど、臓器特有の働きをするようになります。このように成熟して役割を持った細胞になることを「分化」（differentiation）といいます。

糖の不完全燃焼の「病気の場」

一方の病気の場（sickness field：シックネス・フィールド）では、糖は不完全燃焼に終わってしまうか、あるいは糖以外の脂質（脂肪酸）、タンパク質（アミノ酸）を燃料としています。

糖の不完全燃焼ではエネルギー（ＡＴＰ）は完全燃焼の場合のたった七パーセントしか得られません。さらに不完全燃焼の最終産物として乳酸という毒性物質が蓄積します。乳酸はそれ自体が糖のエネルギー代謝をブロックして、シックネス・フィールド（病気の場）を形成する中心的な役割を果たします[20][21]。

脂肪やタンパク質を材料にした場合も同じく、後述するように糖のエネルギー代謝をブロックしてシックネス・フィールド（病気の場）を形成していきます。とくに脂肪を燃料として燃焼させるとエネルギー産生所でかつ健康の場の中心であるミトコンドリアが死滅することが分かっています[22]。

シックネス・フィールド（病気の場）では、細胞は次第に機能を失い、細胞分裂・増殖に舵《かじ》をきります。このように機能を失っていくことを「脱分化」(dedifferentiation)

[図2] 生命場には2つある：健康の場と病気の場

健康の場（healthiness field：ヘルスィネス・フィールド）

➢ **糖の完全燃焼（糖・果糖の燃焼）**

・ミトコンドリアでの好気性酸化的リン酸化
・細胞の形態・機能維持、分化（成熟細胞）

VS

病気の場（sickness field：シックネス・フィールド）

➢ **糖の不完全燃焼（脂肪・タンパク質の燃焼）**

・細胞質での嫌気性代謝・発酵
・細胞分裂、細胞死（未熟細胞、幹細胞、ガン細胞）

健康の場（ヘルスィネス・フィールド）でのエネルギー代謝は糖の完全燃焼である。

具体的には細胞内のミトコンドリアというエネルギーと二酸化炭素（CO_2）の産生所で、糖からの電子を酸素に受け渡す過程のエネルギーをATPというエネルギー通貨に変換する。健康の場に細胞があると、健やかに成長し、細胞の特殊な機能を担《にな》えるようになる。また細胞の構造も安定する。


一方の病気の場（シックネス・フィールド）では、糖の不完全燃焼を起こす。

エネルギー源が一時的なバックアップにすぎない脂肪やタンパク質という"質の悪い"燃料が主体となる。それによって、ストレス物質が常時産生されて生命場がゆがみ、細胞が安心した状態で成長できなくなる。その結果、病気の場では細胞は過剰に興奮し、無秩序に分裂する。ガン細胞がその結末である。

［図3］健康の場と病気の場での最終産物

健康の場（healthiness field：ヘルスィネス・フィールド）

➢ CO_2＝炎

完全燃焼

病気の場（sickness field：シックネス・フィールド）

➢ 乳酸＝煙

不完全燃焼

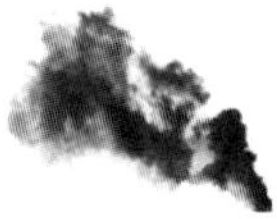

健康の場（ヘルスィネス・フィールド）では糖の完全燃焼で二酸化炭素（CO_2）という細胞の生命線といえる重要な物質が産生され、糖のエネルギー代謝が円滑に回る。

一方の病気の場（シックネス・フィールド）では、糖の不完全燃焼によって乳酸が細胞内に蓄積し、濃度勾配に従って細胞外へ押し出される。乳酸は、病気の場を形成するキープレイヤーの一つで、さらに生命場にストレスを与える。

といいます。ガン細胞や幹細胞《かんさいぼう》の特徴です（ガン細胞と幹細胞はエネルギー代謝からみると同じ細胞）。シックネス・フィールド（病気の場）では、エネルギー効率が悪いために細胞死も頻繁に起こります。

ここ数十年でガンの発生も細胞そのものが原因というより、むしろ細胞を取り巻く〝場〟の問題であることが明らかになっています。正常細胞でもシックネス・フィールド（病気の場）に足を踏み入れるとガン細胞に変化するのです[23][24]。

2 なぜタンパク質や脂肪をエネルギー源としてはいけないのか？

血糖値の低下とストレス反応

低血糖は生命体最大のストレスです。私たち生命体は、エネルギー源である糖の利用がブロックされると、エネルギー代謝を回すためにどこからか材料を調達しなければなりません。そこで体内の脂肪あるいはタンパク質を分解して糖に変換することを始めます。

まず血糖値が低下すると、即座に「視床下部－交感神経－副腎髄質システム」および十分《じっぷん》程度これに遅れて視床下部－下垂体－副腎システム（The hypothalamic-pituitary-adrenal-axis、以下ＨＰＡ系と略す）が刺激されてストレス反応が起きます。

具体的には、脳から血糖値を回復すべく「ストレスホルモン」が放出されます。

そのストレスホルモンの代表はアドレナリンとコルチゾールです。

アドレナリンはまず肝臓の糖のストックを血液中に放出させます（グリコーゲン分解：glycogenolysis〈グライコジェノリシス〉）。

悲しいことに現代人の肝臓は過剰のプーファとエストロゲン蓄積によって、機能が低下しています。この肝臓の糖のストックは数時間程度しか持ちません。

そこでアドレナリンとコルチゾールは脂肪を分解して糖に変換します。この低血糖による脂肪分解のことを「リポリシス」(lipolysis:「ライポリシス」とも呼ぶ）といいます。

さらにコルチゾールは、筋肉（その他、皮膚のコラーゲン、胸腺組織）のタンパク質を分解して糖に変換します（こちらは「プロテオリシス」（proteolysis）といいます）。

このように低血糖などのストレスによって、体内の脂肪・タンパク質が分解されていく過程を異化（catabolism：キャタボリズム）といいます。糖尿病で筋肉の痩せが起こる（その一方でお腹に脂肪がたまる）のは、このコルチゾールなどのストレスホルモンが体のタンパク質、脂質を分解して糖に変えようとする（糖新生）からです。

これが衰弱症候群（wasting syndrome）の原因です。筋肉の喪失、脂肪の内臓蓄積、脳細胞の死滅（脳萎縮《のういしゅく》）、認知機能の低下、易感染性《いかんせんせい》（容易に感染して発症する）、不眠、抑うつなどの症状を伴います。

脂肪は主に皮下脂肪が分解されて血液中に放出されます。そして、使用されない分は、今度は内臓脂肪として蓄えられます。さらに、コルチゾールはタンパク質を分解して一部を脂肪に変換します。したがって、糖尿病という糖のエネルギー代謝障害が起こると、四肢・体幹の筋肉はやせ細り、お腹に脂肪がたまるという内臓脂肪型の肥満体型になるのです。

シックネス・フィールド（病気の場）では、この体のタンパク質・脂肪の分解という異化（catabolism）が盛んに行われています。

肝臓での糖新生はエネルギーの無駄遣い

さて、自分の体を壊してタンパク質や脂質をエネルギー源とするデメリットはどこにあるのでしょうか？

まず、脳や赤血球のように糖依存の器官が最初にダメージを受けることです。いくら脳や赤血球以外の他の組織がタンパク質や脂質をエネルギー源にできても、糖依存の器官は糖が外から補給されない限りは死滅していくしかありません（脳はこれをグリコーゲンや果糖の備蓄でしのいでいる）。

肝臓では脳を守るために脂肪（グリセロール）、タンパク質（アミノ酸）、乳酸から糖を作り出しますが（これを「糖新生」という）、それにはエネルギー（ＡＴＰ）やＮＡＤ＋（ＡＴＰを作る材料）を必要とします。つまり、エネルギーが無駄に消費される結果になります。

［図4］肝臓での糖新生《とうしんせい》（エネルギーの無駄遣い）

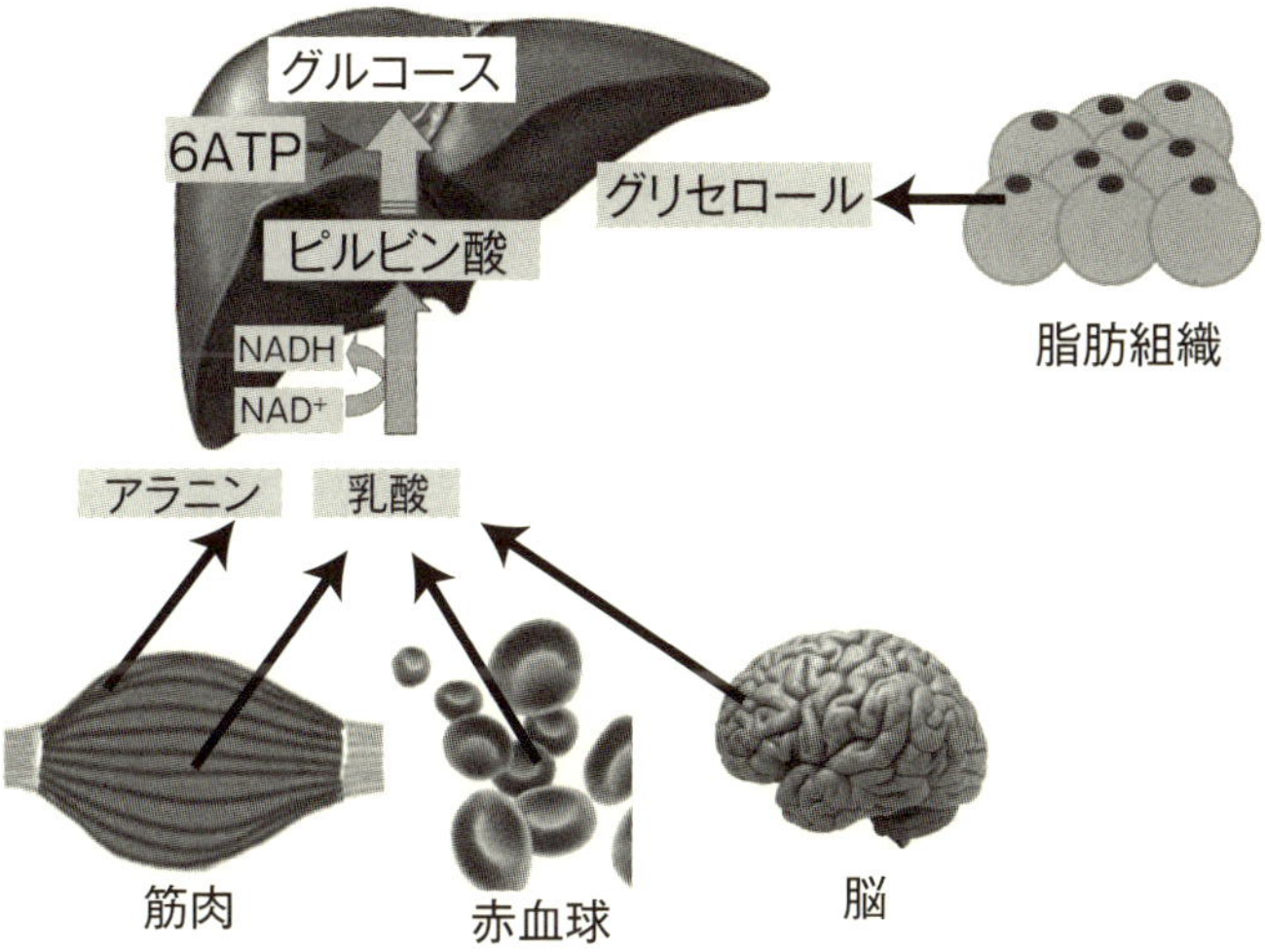

肝臓および腎臓は、低血糖時に、脳や赤血球といった糖しかエネルギーにできない器官に糖を供給する重要な臓器である。
脂肪の分解産物、タンパク質の分解産物、老廃物の乳酸などを糖に変換（これを糖新生《とうしんせい》という）する。この過程ではエネルギーおよび補酵素のNAD+（ニコチナマイド　アデナイン　ダイニュークレオタイド）を消費してしまう。NAD+は糖のエネルギー代謝で必須の物質（糖から引き抜いた電子の運搬体）で、細胞内のNAD+が低下するのは慢性病に共通する状態である。

［図5］三大栄養素（糖、脂質、タンパク質）
とエネルギー代謝

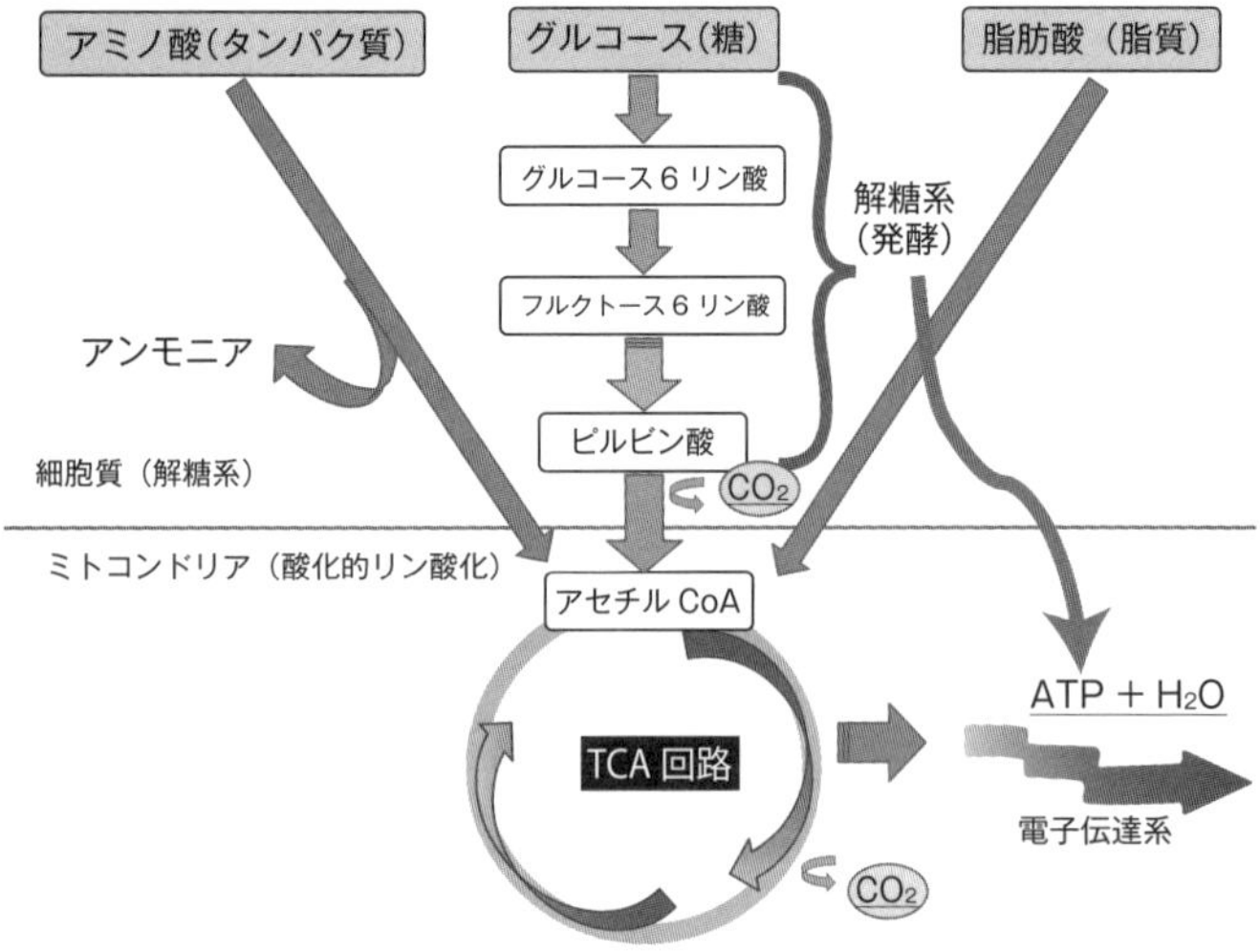

生命場では本来のエネルギーの源は糖だが、飢餓、ストレスなどによる低血糖時には、一時的に脂肪やタンパク質（アミン酸）からもエネルギーへ変換可能である。脂肪やタンパク質という本来働きが違う物質をエネルギーとして使用せざるを得ないのは生命体にとって緊急事態である（体にストレスを与える）。
糖のエネルギー代謝は、解糖系という経路を通過してミトコンドリアのTCA回路に入る。脂肪やアミノ酸は、解糖系を経ずにTCA回路に入る。糖のエネルギー代謝では、脂肪・タンパク質よりも産生される二酸化炭素（CO_2）が多い。細胞内で二酸化炭素産生量が多いほど、健康の場をキープできる。

[図6] エネルギー代謝において糖と脂肪は拮抗する

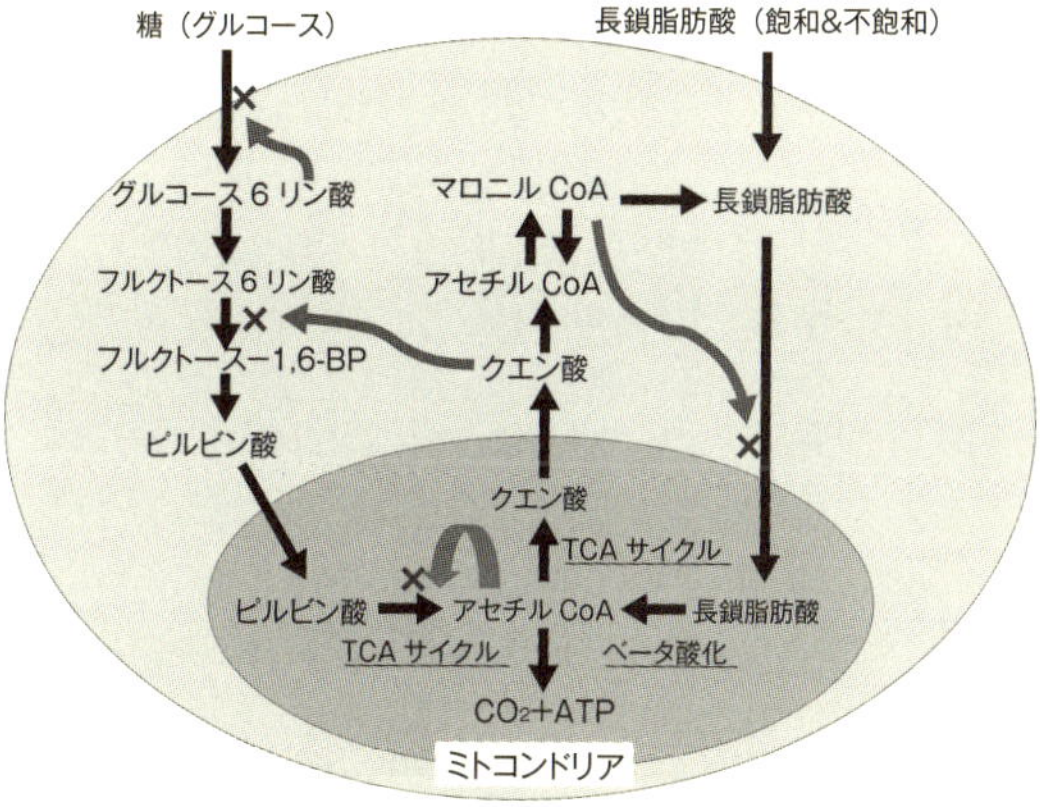

脂肪がエネルギー源で使用されると（リポリシス〈あるいは高脂肪食〉によって脂肪酸が血液中にあふれ、細胞内で脂肪酸が燃焼される）、アセチルCoAが蓄積する。アセチルCoAが増加すると、ピルビン酸脱水素酵素（PDH）がブロックされて、ピルビン酸→アセチルCoAの反応がストップする。つまり、糖の完全燃焼（解糖系→ＴＣＡ回路）がブロックされる。

また、リポリシスでは最初にオメガ3（プーファ）が放出される。そのときにアルデヒドが発生するためにピルビン酸脱水素酵素（PDH）がブロックされて糖の完全燃焼が阻害される。

さらに脂肪の燃焼で蓄積したアセチルCoAは、細胞質でクエン酸に変化し、解糖系をブロックする。このため、インシュリンが出ても、糖を細胞内に運搬する作用がブロックされる（解糖系の渋滞のため）。これを「インシュリン抵抗性」という。脂肪の燃焼（ベータ酸化）は、インシュリン抵抗性を引き起こす。

一方の糖を燃料にすると、アセチルCoA→クエン酸（細胞質）→マロニルCoAとなる（アセチルCoAはもちろんTCA回路にも入る。）。マロニルCoAは、長鎖脂肪酸（long-chain fatty acyl-CoA ）がミトコンドリア内に入ってベータ酸化されるのをブロックする。具体的には、carnitine palmitoyltransferase 1 (CPT-1) という酵素をブロックすることで、長鎖脂肪酸がミトコンドリア内に入れないようにする。

この場合の長鎖脂肪酸には飽和脂肪酸、不飽和脂肪酸のいずれも含まれる。長鎖脂肪酸はトリアシルグリセロール（TAG）として貯蔵される。


このように糖と脂肪はエネルギー源として同時に使用されることはなく、片方を使った場合はもう片方の使用は抑えられる。

糖をエネルギー源とする場合、肝臓でエネルギーを無駄に使ってまで、糖を作りだす（糖新生）必要がありません。

他の組織でも糖（グルコース）、果糖（フルクトース）と比較して、タンパク質・脂肪をエネルギー源にした場合は、最終的に得られるエネルギー量、CO_2（二酸化炭素）量の両方が少ないというデメリットがあります。

これは**図5**の代謝経路を見ると理解ができます。タンパク質・脂肪はダイレクトにアセチルCoAに変換されるので、糖の代謝をショートカットしています。ショートカットしている経路（細胞質内）を解糖系、嫌気性代謝あるいは発酵といいます。

脂肪およびタンパク質の分解代謝では、ショートカットしている解糖系から得られる分だけCO_2（二酸化炭素）量が減ります。

タンパク質を燃料とすると

次にタンパク質（アミノ酸）・脂肪（脂肪酸）を個別にみていきましょう。

まずタンパク質（アミノ酸）をエネルギー代謝の燃料とした場合は、最終産物としてアンモニアができます（アセチルCoAに変換される過程でアミノ酸のアミノ基－N

H_2が取り除かれる)。

アンモニアは特に脳にとって非常に強い毒性を発揮し、ストレス反応を強化します[25][26]。肝臓病の末期ではアンモニアをデトックスできなくなり、いわゆる痙攣《けいれん》、言語障害、昏睡《こんすい》といった「アンモニア脳症」が起こります。

そのため脳では、一定量のアンモニアをグルタミン酸塩(glutamate)と結合させてグルタミン(glutamine)にすることでデトックスしています。

しかし、タンパク質を燃料として使用する場合、大量のアンモニアが発生しますので、この脳のデトックスでは間に合いません。

そのため通常は肝臓で過量のアンモニアを無毒化し、最終的に尿素として尿から排出しています(尿素回路といいます)。この肝臓でのアンモニアのデトックスにはCO_2(二酸化炭素)が欠かせません[27][28]。

しかし、タンパク質、脂質をエネルギーの燃料にする場合や糖の不完全燃焼が起こっているストレス下においては、過量のアンモニアを処理するだけの十分なCO_2(二酸化炭素)量が確保できません。

その結果、アンモニアが蓄積し、ストレス反応をさらに引き起こすため、ますますシックネス・フィールド（病気の場）を強化していくことになるのです。

脂肪を燃料とすると

それでは、脂肪（脂肪酸）をエネルギーの代謝の燃料とした場合はどうでしょうか？

脳組織では、脂肪酸をエネルギー源として用いた場合、活性酸素を発生させたり、酸欠になったり、非効率（脂肪の代謝に使用する酵素が少ない）であったりすることでデメリットが大きいため、事実上は糖・果糖依存です（詳しくは後述します）。それでは脳以外の他の組織はどうでしょうか？

脂肪（脂肪酸）をエネルギーとして代謝できる器官は、肝臓、筋肉、脂肪組織です。脂肪酸をエネルギーにする場合（β酸化）は、非常に複雑な経路を経ます。特にプーファ（多価不飽和脂肪酸）は飽和脂肪酸と違って酵素反応が多くなります。そのために、エネルギーにするには時間を要します。

そして脂肪を燃料として産出したアセチルCoAという物質が蓄積します。この物質の蓄積は、糖が代謝されてミトコンドリアに入るときに働く酵素（ピルビン酸脱水素酵素：ＰＤＨ）をブロックします。

さらにアセチルCoAから変換されたクエン酸が、糖の解糖系の経路をブロックするため、糖そのものが細胞で利用できなくなります。インシュリンで細胞内に糖を入れようとしても、細胞内で代謝できずに渋滞を起こしていますので、糖が入りません。これを「インシュリン抵抗性」といいます。脂肪の燃焼はインシュリン感受性を低下させるのです。

そして体内の脂肪分解（リポリシス）では、プーファ（オメガ３＆６）がまず放出されます。これらのプーファは血液中で容易に酸化されて猛毒のアルデヒドを発生させます。このアルデヒドは、前述した酵素（ピルビン酸脱水素酵素：ＰＤＨ）を強力にブロックします。さらに体内の遊離脂肪酸（血液中に放出されたプーファ）は、ミトコンドリアのエネルギー産生そのものにダメージを与えます[29]。

脂肪の燃焼によって糖の複数の代謝経路がブロックされます。また、逆に糖の燃焼によって脂肪の代謝がブロックされます。つまり、エネルギー代謝で糖を燃料にすると、脂肪を燃料とすることは抑えられます。逆に脂肪を燃料にすると、糖を燃料にすることは抑えられます。この糖－脂肪の関係を「糖－脂肪サイクル」（ランドル効果）

といいます[30]。脂肪を燃料にすると、糖のエネルギー代謝が止まってしまうのです。

脂肪を燃料とした場合、たとえ糖があって解糖系が進んだとしても不完全燃焼を起こし、乳酸が蓄積していきます。これが肝臓での乳酸処理能力を超えると過呼吸になり、さらにＣＯ２（二酸化炭素）が低下していきます[31]。ＣＯ２（二酸化炭素）は細胞内を酸性にキープしてあらゆる酵素を機能させる中心的存在ですから、乳酸の蓄積は細胞内の機能に深刻なダメージを与えます。

また、乳酸の蓄積は、脳からエンドルフィン（endorphin）というモルヒネ様物質を放出させます。このエンドルフィンは、リポリシス（脂肪分解）を促進して悪循環を引き起こします[32][33][34]。前述したように乳酸は糖の代謝で重要な酵素（ＰＤＨ：ピルビン酸脱水素酵素）をブロックしますので、乳酸が蓄積すれば、ますます糖が不完全燃焼を起こすか、脂肪やタンパク質をエネルギーとせざるを得ません[20][21]。乳酸は前述したように炎症反応やガンを形成するシックネス・フィールド（病気の場）のキープレイヤーです。

さらに、健康の場（ヘルスィネス・フィールド）で行われる糖の完全燃焼では甲状腺ホルモンが必要でした。糖以外の燃料であるプーファやアミノ酸を材料にする場合は、甲状腺ホルモンの働きが低下するため、ますます糖は不完全燃焼へと導かれます。

脳に致命的ダメージ

糖およびエネルギーを大量に必要とする脳では、体の脂肪の燃焼によるエネルギー調達は致命的です。

脂肪の燃焼（脂肪酸のベータ酸化：β-oxidation of fatty acid）は、糖に比べて酸素をより多く必要とするため、脳の神経細胞が酸欠になります。脳は、安静時で体全体の約二〇パーセントの酸素を消費する器官ですので、ちょっとした酸欠でも致命的な影響を被ります。

細胞内のミトコンドリアで行われる脂肪の燃焼では、スーパーオキサイド（superoxide）という活性酸素種（フリーラジカルズ）が出ます。脳の神経細胞では抗酸化物質が少ないため、活性酸素種の増加は致命傷となります。とくに多価不飽和脂肪酸（プーファ）の存在下では活性酸素種は脳の神経細胞の構造・機能に決定的なダメージを与えます。

また、エネルギー（ＡＴＰ）を産出するスピードは、糖と比べて脂肪はかなり遅いことが分かっています。そのため、脳の神経細胞においては迅速な反応に十分なエネルギー（ＡＴＰ）が脂肪の燃焼では確保できません。以上の複数の理由で、脳ではエネルギー源は糖に限定されているのです[35][36]。以上から、脂肪、タンパク質をエネルギーの燃料にするのは、あくまでも糖欠乏状態での一時的なバックアップシステムであり、エネルギー代謝のメインではありません。

異常なエネルギー代謝は病気の場への道

エネルギー代謝の燃料を糖から、タンパク質や脂肪にシフトする状態は、ガン、ストレス、老化、認知症などの特徴であり、このような異常なエネルギー代謝は特別に「欠乏症候群（the deprivation syndrome）」と呼ばれています[37]。

シックネス・フィールド（病気の場）はまさしく糖の欠乏する病的な場です。

低炭水化物食（日本では糖質制限と言い換えている）、ケトン食などの〝低血糖〟ストレス食事法は、シックネス・フィールド（病気の場）への赤いカーペットなのです。

地獄への道はエネルギー代謝異常で敷き詰められているといってよいでしょう。

3 私たちの祖先も甘いものに目がなかった

狩猟のエネルギー源は糖だった

二〇一五年に『サイエンティフィック・リポート』誌にとても重要な研究内容が報告されました[38]。

それは、なんと二五〇万年前に桃の原種の化石が中国南西部で発見されたことです。この発見は、大昔には私たちが想像する以上に豊富な野生のフルーツがあったということです。

桃が現在のように栽培種となったのは、歴史が記述されてからここ一千年くらいではないかと推測されています。

地学の分野で約二五八万年前から一万二〇〇〇年前までの時代を「更新生」

（Pleistocene：プライストシーン）と呼んでいます。この時代は銅や鉄などの道具は一般的に普及していなかったことから簡易的に旧石器時代（正確には約二五八万年前から二万年前まで）とも呼びます。

ちょうどホモ属（人類の種族）が登場して、農耕革命が始まるまでの約九九・五パーセントの歴史を占めています[39]。人類の歴史においても、大半を占めているといってよいでしょう。

この期間は、氷期と間氷期が繰り返し起こった氷河期でした。

間氷期の間は豊富なフルーツが生《な》っていたと考えられます。おそらくこの時代に生きていた人類を含めたホモ属は、フルーツをたくさん頬張っていたことでしょう。

旧石器時代にはもちろん銃などがありませんでしたから、もっぱら狩りといっても動物の死体あさりが中心だったと考えられます。動物の死体あさりというと聞こえは悪いですが、他の肉食動物が残していった筋《すじ》、腱、骨などは重要なタンパク質・脂質源でした（肝臓はグリコーゲンがあるため重要な糖質源であった）。

とくに骨を先の鋭い石器等で砕いて骨髄を食べていたことが推測されています[40]。骨髄は現代でも栄養バランスにおいて非常に優れています。

筋肉部位の過剰摂取は甲状腺障害を起こし、糖のエネルギー代謝を低下させます[41]。したがって、むしろ肉食動物が残していった部位（腱、骨髄など）に〝宝〟があるのです。私が提唱しています「原始人食」という食事法でも、この腱や骨髄成分が漏出したスープなどを推奨しています。死体あさりを馬鹿にしてはいけません。

それと人類に特徴的な能力は持久力があるということです。現存する狩猟採集民族であるアフリカ（タンザニア）のハッザ族（Hadza）は、草食動物を数日かけて追跡して相手を疲れ果てさせて仕留めます。この方法であれば、肉食動物のような瞬発力や強い力を必要としませんので、私たちの祖先がやった狩猟というのは、このような持久戦であったと推測されます。

ただ、この数日かけて追いかけるというのは、人類にとっても大変なエネルギーの消耗です。実際に、最大酸素摂取量の約七〇パーセント以上の持久走を維持していくのに必要なエネルギー源は糖（グルコース）しかありません[42]。したがって、私たちの祖先が狩猟をするのにも糖（グルコース）あるいは果糖（フルクトース）が最重要物質であったということです。

野生のハチミツ、フルーツからデンプン質へ

それでは、私たちの祖先はその糖（グルコース）、果糖（フルクトース）をどこから得ていたのでしょうか？

現存する狩猟採集民族であるタンザニアのハッザ族（The Hadza）、南米パラグアイのアーチェイ族（The Aché）などはハチミツを好んで食べます[43][44][45]。

また、オーストラリアの現存する狩猟採集民族であるアボリジニは摂取量の半分近くの約四一パーセントはフルーツを採集して食べています[46]。

おそらく旧石器時代にも季節によってはハチミツやフルーツがとれる時期にはしっかり摂取して、糖質を補給できたために狩猟の準備ができたのでしょう。狩猟するにもまずは糖質（糖、果糖）の摂取が先決だったのです。

そして、人類は調理に火を使い始めたときから（諸説があり時期は確定していませんが、旧石器時代中頃からという説が多い）、根茎類などの難消化性のデンプン質を食べて初めて潤沢な糖質補給ができたという仮説もあります。この仮説では、人類がデンプンを糖（グルコース）に分解する酵素（amylase: アミレース）を同時期に作

れるようになったと主張しています[47][48]。

この火を使うというデンプン質の調理法革命とデンプン質を消化できる酵素の獲得によって、糖質を大量に補給することになったことが「認知革命」といわれる人類の脳の巨大化（encepalization）という大変化につながったという説です。

農耕革命が始まって穀物が供給される一万年前までは、デンプン質はサトイモのようなイモ類や根茎類しかなかったため、火を使わないと食べられなかったでしょう。ただし、デンプン質はハチミツやフルーツとは違い、果糖（フルクトース）がないため、後述するように理想の糖質ではありません。

やはり、人類の脳が巨大化したのは、後述するようにデンプン質ではなく、良質な糖質を摂取できる環境であった時期だと考えて間違いではありません。

その理由をこれから述べていきましょう。

4 脳が大きくなった理由は〝糖〟にあった！

摂取カロリーの三分の一は糖が望ましい

脳は、安静時には体全体の代謝に要する糖（グルコース）の約六〇パーセントを消費します。したがって、脳は短時間の低血糖でも容易にダメージを受けます。

先に触れたように低血糖が生命体の何よりも怖れるストレスですから、生命体はグリコーゲン（glycogen：グライコジェン）という糖の貯蔵体を、私たちの体内のあらゆる細胞に備蓄しています。

その中でもとくにグリコーゲンの貯蔵量が多いのは、筋肉、肝臓、脂肪組織、赤血球、脳です[49]。

このうち肝臓は、全身が低血糖になると血液中にグリコーゲンから糖を放出する役割を持っています。しかし、この肝臓の低血糖への備えは十分とはいえません。一般的に血糖を維持するだけの肝臓のグリコーゲン貯蓄は一八～二四時間しか持ちません[50]。前述したように、現代人は肝臓機能が著明に低下していますから、肝臓の糖のストックは数時間程度しかもちません。

脳、赤血球、生殖器系、腎臓（髄質）という組織は、エネルギー源を専ら糖に頼っています。糖がなければ正常に機能しない臓器と言い換えることができます。

それでは私たちはこれらの臓器を正常に機能させるのにいったい一日にどのくらいの量の糖を必要としているのでしょうか？

これは低血糖のときに起こる体の分解が始まる分量から推測できます。低血糖でリポリシス（脂肪分解）が起こり、いわゆるケトーシス（ケトン症、ketosis: キトーシス）になるのは、糖（グルコース）の一日摂取量が一〇〇グラムをきったあたりです[51]。

したがって、糖（グルコース）の一日摂取量が最低でも一〇〇グラム以上ないとシックネス・フィールド（病気の場）になり、前述した欠乏症候群になるということです。

実際にストレスのかかっていない安静時で一日一七〇グラムの糖（グルコース）が必要とされています[52]。

特に人間は三歳までの間に急激に脳が成長しますから、糖に依存する脳の成長を妨げないためには、最低でも摂取カロリーの三分の一は糖（グルコース）か、あるいは果糖（フルクトース）が望ましいです[53]。

ケトン体は脳にいいか？

ケトン体が脳によいという間違った認識が広まっています。

脳は血液中の脂肪（脂肪酸）をエネルギー源としてダイレクトに使用できないために（脂肪酸は脳血液関門を迅速に通過できない）、肝臓が脂肪酸を酸化して作った最終産物のケトン体をエネルギー源として利用するといわれています。実は、脳も細胞内に蓄積した脂肪酸を酸化してエネルギーを得ることができるのですが、極めて非効率で脳にダメージを与えるために、通常はもっぱら糖（果糖）を利用しているのです。

糖がないという緊急事態の一時的な代役として、ケトン体は脳のエネルギーの八〇パーセントまでをまかなえると言われています。しかし、どうしても残り二〇パーセント（約三〇～五〇g／日）は糖（グルコース）から供給を受けないといけません[50]。

したがって、ファスティングや飢餓状態（あるいは長期的な糖質制限やケトン食）では、残り二〇パーセントの糖を補給できないので、脳はしだいに死滅し、機能を失っていきます。

二〇一七年に、脳の糖欠乏状態についての代謝について現在の常識を覆す重要な研究論文が発表されました。それは、脳はブドウ糖（グルコース）を果糖（フルクトース）に変換して細胞内に備蓄しているということが明らかになったという事実です。もちろん、生化学（基礎医学）の教科書にはまだこのことは記載されていません。脳は低血糖という緊急事態には、ケトン体ではなく、もっぱら果糖を利用しているのではないかと考えられているのです[54]。ケトン体は、脂肪酸と同様に糖の代謝をブロック（ランドル効果）するので脳にとってはむしろ毒性物質と考えた方がよいでしょう（一九六〇年代にはすでに脂肪酸とケトン体は、糖の解糖系をブロックすることが分かっていた）[55]。

低血糖の代役としてケトン体が脳によいという通説は再検証しなければなりません。（しっかりとしたエビデンスが欠けているためポピュラーサイエンス（「popular science大衆の耳学問」）といいます）。

胎児の成長の鍵は糖にある

胎児の脳を含めた身体の成長を維持するためには妊婦の糖（グルコース）の需要はさらに高くなります。出産後の授乳のためにも、糖（グルコース）の一日摂取量（一七〇グラム）に加えて、さらに七〇グラム以上の糖（グルコース）摂取量が必要です[51]。これは母乳に乳糖が含まれるからです。母乳の乳糖に使用する分の糖質が余分に必要ということです。

ここで是非みなさんに知っておいていただきたい、大変重要なエビデンスをご紹介したいと思います。

それは、健康な妊婦さんでは、血糖値がダイレクトに胎児の成長に反映されているという事実です。つまり、妊婦さんの血糖値がより高いほど、胎児の成長が良いということです[56][57]。この場合の「血糖値が高い」というのは、リポリシス（脂肪の分解）によって、糖代謝がブロックされる結果の〝病的〟な高血糖ではなく、生命体の必要に応じた血糖の増加です。

妊婦が低血糖になって、ケトーシスになると、子どもの知能は低下します[58]。胎児の脳にとって、母体の低血糖は致命傷になるのです。

動物実験においても、一九八〇年代にはすでに複数の実験で、妊婦の低血糖が胎児に及ぼす悪影響が確かめられていました。妊婦に低血糖を起こす食餌を与えると、胎児は死産になるか、成長が止まります。たとえ生まれてきても、生存期間が短いのです[59][60][61]。

ニワトリの卵に糖（グルコース）を注入すると、産まれてきたヒヨコの脳は大きくなります[62]。一方、糖質制限やケトン食（高脂肪食）などによって起きるストレス反応で放出されるストレスホルモン（コルチゾール）を卵に注射すると、産まれてきたヒヨコの脳は小さくなるのです[63]。

人間の胎児の成長の主たるエネルギー源も糖（グルコース）と果糖（フルクトース）です。いずれも胎盤を容易に通過できます。

もし、母親にストレスがかかってリポリシス（脂肪分解）が起こったり、ケトン食や糖質制限などの低炭水化物食を行ったりすると、ケトン体が胎盤を通じて胎児へ移行してしまいます。これはこれから成長していく胎児にとっては強いストレスのシグナルとなります（ケトン体は生殖機能も低下させます）[64]。ケトン体は前述したように糖－脂質サイクル（ランドル効果）で糖の代謝をブロックしてしまいます。

胎児にとって糖（グルコース）と果糖（フルクトース）の確保は死活問題なのです。したがって、妊婦の低血糖や脂肪・タンパク質の分解（「糖新生」といいます）は絶対に避けなければなりません。

昨今の妊娠糖尿病の診断では、治療介入する血糖値の基準を下げています。妊婦は血糖を高くキープする必要があるものを糖尿病扱いにして薬漬けにしています。このように、妊婦を薬で低血糖にするなどの行為は、母体と胎児の両方に深刻なダメージを与えることになるということを真剣に考えないといけません。

妊婦が異常な高血糖を示すのは、それはプーファ（オメガ3＆6）が糖の代謝を邪魔しているだけであって、血糖を下げるという「アロパシー（対症療法）」はかえって有害になるということです。

何度も繰り返しますが、高血糖が問題なのではなく、細胞内の糖の利用ができなくなっていること（intracellular glycopenia）が問題なのです。

困ったことに、現代医療では「いや、高血糖そのものが終末糖化産物（AGEs）を形成してタンパク質にダメージを与えることが問題だ」と主張してくるのは目に見えています。この主張も後述で考察していきましょう。

5 すべては脳を守るため
――脳の糖尿病「アルツハイマー病」

低血糖からプーファへの道

胎児は母体を出たあとは、胎盤からの糖（グルコース）あるいは果糖（フルクトース）の供給がなくなります。

そこで赤ちゃんは糖（グルコース）という大切な資源をもっぱら脳に向かわせるために、筋肉では基本的に糖をスペアするために脂肪をエネルギー源とします。糖の貯蔵体であるグリコーゲンはもちろん脳細胞にも蓄えられて、低血糖に備えています。そして日中の脳の活動で脳細胞の備蓄グリコーゲンも目減りしていきます。そのため、夜に眠っている間に脳細胞に再びグリコーゲンを補充します。

ところが、糖質を制限するような食事をしていると肝臓、筋肉その他の組織に十分なグリコーゲンがないため、脳に十分な糖が補充できません。

この脳の低血糖状態が夜の強力なストレスの引き金となって、アドレナリン、コルチゾールといったストレスホルモンが放出されます。ここで脳に糖を送るため、そして血糖値を維持するために脂肪分解（リポリシス）、タンパク質分解（プロテオリシス）が起こります（シックネス・フィールドの代謝＝糖新生）。

さて、リポリシス（脂肪分解）が起こると、オメガ3、オメガ6などのプーファ（ＰＵＦＡ：多価不飽和脂肪酸）がまず血液中に放出されます。

プーファ（オメガ3＆オメガ6）は体温で容易に酸化されて猛毒のアルデヒドを発生させます。このアルデヒドは前述したようにダイレクトにエネルギー産生所のミトコンドリアにダメージを与えて糖の完全燃焼をストップさせます[65][66][67][68][69][70]。

さらに、これらのプーファは夜の新陳代謝の過程で脳細胞のミトコンドリアの膜に組み入れられます。あるいは脳細胞の構造（リン脂質）に関与する脂質がプーファに置き換わります。

ミトコンドリアの膜にプーファが組み入れられることで脳細胞のエネルギー代謝

は低下します[71]。さらには「ホスホライペースA2」という酵素の活性化が高まります[72]。

「ホスホライペースA2」という酵素は脳細胞に組み入れられたプーファを分解してアラキドン酸を放出し、炎症を加速させます[73][74]。

また脳からDHAが「ホスホライペースA2」の作用で放出された場合は、免疫機能そのものが廃絶します[75]。その結果、発ガンにつながります[76]。

脳内の糖のエネルギー代謝異常

これらの一連のプーファ（オメガ3&オメガ6）による作用の基本は、「糖のエネルギー代謝」を止めてしまうことです。その結果が、Ⅲ型糖尿病（type III diabetes）といわれる〝脳の糖尿病〟「アルツハイマー病」です。

「アルツハイマー病」は、脳内で起こる糖のエネルギー代謝異常病です。

アルツハイマー病の初期のサインは血糖値が低下することです。その結果、長期的には脳内の糖が不足していきます。マウスを用いた実験では、脳内で糖が欠乏すると、アルツハイマー病特有の異常タンパク質が蓄積し、認知・記憶障害が起こることが分かっています[77]。

アルツハイマー病では脳内にオレイン酸（一価不飽和脂肪酸）が蓄積していることが二〇世紀初頭より指摘されていました[78]。二〇一七年にはオメガ3系およびオメガ6系のプーファの蓄積とアルツハイマー病の関連が報告されるようになりました[79]。

これらの脂質は、後述するように糖の代謝をブロックするため、脳の神経細胞での〝細胞内〟糖不足（intracellular glycopenia）を来します。

血糖値が低下することおよび細胞内の糖不足（糖の利用・代謝障害）のいずれも、糖のエネルギーに依存する脳にとっては致命的です。

脳に危険な人工甘味料

現代医療では、アルツハイマー病と診断するのは画像と症状の組み合わせでしかありません（最終的な診断は剖検〈死体〉の脳組織を顕微鏡で確認する以外にない）。しかも現時点ではアルツハイマー病を早期発見する手立てがありません。

しかし、アルツハイマー病のマウスモデルでは、尿中のプーファ（オメガ3＆6）の代謝産物を調べることで早期にアルツハイマー病と診断できる可能性まで報告されています[80]。

さらに二〇一七年にボストン大学が甘味料と認知症あるいは脳卒中の発症リスクの関係を調査した研究が報告されました。ダイエットコーラなどの人工甘味料が入っている飲料と認知症および脳卒中との関係が認められたという結果でした。しかし、砂糖入りの飲料と認知症および脳卒中との関係は認められませんでした[81]。

「ノンカロリー」や「ダイエット」飲料・食品（Non-sugary sweet foods）は、実際の糖・果糖が入っていないだけでなく、脳の神経細胞に深刻なダメージを与える人工甘味料が入っているため非常に危険です。

第3章
糖尿病の真実

1 なぜ糖が悪者になったのか？

――「砂糖は悪い。プーファは良い」というデマ

一八五〇年代にクロード・ベルナルド（Claude Bernard）は、肝臓の糖のストック（グリコーゲン）から血液中に糖が放出されることを発見しました。それ以来、糖が病気や老化に与える影響は議論の的になってきました。

一九一四年（大正三年）から一八年（同七年）にかけて引き起こされた第一次世界大戦の時期には、血圧が低下するショックの治療として、糖（グルコース）の静脈内投与が有効であることが知られるようになりました[82]。

一九五〇年くらいまでは、病院でショックの時に備えてハチミツを手術室などに常備していました。ところがこの時期に化学合成されたコルチゾール（ステロイドホルモン）が登場し、ショックの治療は糖、砂糖、ハチミツから合成ステロイドホルモンへ移行します。現在でもこのトレンドは引き継がれていて、ショック時には必ず合成

ステロイドが使用されます。

同時期に、いわゆる糖尿病薬（フェンホルミン、その後はメトホルミンなど）が開発され、糖尿病の治療がインシュリンから糖尿薬へと置き換わっていきます。この時期には「糖尿病は砂糖病だ」という激しいキャンペーンが繰り広げられます。

同時期に「コレステロールが心臓血管病を引き起こす」というこれまた悪質極まりないキャンペーンも始まっています。そして、プーファ（オメガ3＆オメガ6）がコレステロールを低下させる、さらには「プーファが必須脂肪酸」という洗脳が始まります。

その一方で、もうひとつ奇妙なデマを流し始めた人間がいます。ジョン・ヤドキィン（John Yudkin：1910－95）というイギリスの生理学者です。

彼は、「砂糖はコレステロール合成を高めるので、心臓血管病の原因だ」という二重に捻じれた説を流布させました[83]。

しかし、この奇妙な説は、当時はあの「飽和脂肪酸が心臓血管病の原因である」とデマを流布させたアンセル・キーズ（Ancel Keys：1904－2004）にさえも、ヤドキィンの「砂糖心臓病説」は何のエビデンスもないと一笑にふされているくらい奇妙なものでした[84]。

まず現代医学が目の敵《かたき》にした悪玉と名称をつけたLDL－コレステロールです。この悪玉といわれたLDL－コレステロール値上昇と心臓血管病の関係は存在しないどころか、むしろLDL－コレステロール値が低いほど心臓血管疾患病による死亡率が高くなることはメインストリームの医学でも認めているくらいです[85]。

コレステロールは酸化ストレスおよび炎症の軽減や私たちを守る保護ステロイド（プレグレノロン、プロゲステロン、DHEA）の材料となるので、ヘルスィネス・フィールド（健やかな健康場）を作るには必須の物質です[86][87][88][89]。

砂糖がコレステロールの合成を高めるというのは極めて素晴らしい作用なのです。

しかし、このヤドキィンの捻じれた説はうまくオメガ６系のプーファである植物油脂の販売促進に利用されます。

つまり、「砂糖は悪い。プーファは体に良い」というデマです。

このような根拠のないポピュラー・サイエンスの垂れ流しは、数十年後のメインストリームの現代医学に反映されるようになりました。

それ以降は、何の音沙汰もなく、プーファ（ＰＵＦＡ：多価不飽和脂肪酸）がグローバルに販促され、その一方では砂糖を悪玉にすることで、糖尿病薬のさらなる販促が継続して行われて現在に至っているのです。

2 糖尿病の本当の原因は何か？
——「糖ー脂質サイクル」

糖のエネルギー代謝を止めてしまうプーファ

基本的に前述したようにエネルギーの材料としての糖と脂質（脂肪酸）は、拮抗《きっこう》関係にあります。脂質、とくにプーファ（オメガ3＆6）が血液中に豊富にあると、糖の代謝をブロックしてしまうのです。

糖をエネルギーの燃料とした場合、脂質の燃焼は抑えられます。一方で脂質をエネルギーの燃料とした場合、糖の燃焼が抑えられます。エネルギー代謝に関するこの糖ー脂質の拮抗関係を「ランドル効果（Randle effect）」あるいは「糖ー脂質サイクル」

[図7] ランドル効果（糖—脂肪酸サイクル）

RANDLE CYCLE

糖ー脂肪酸サイクル

筋肉（骨格筋）、脂肪組織

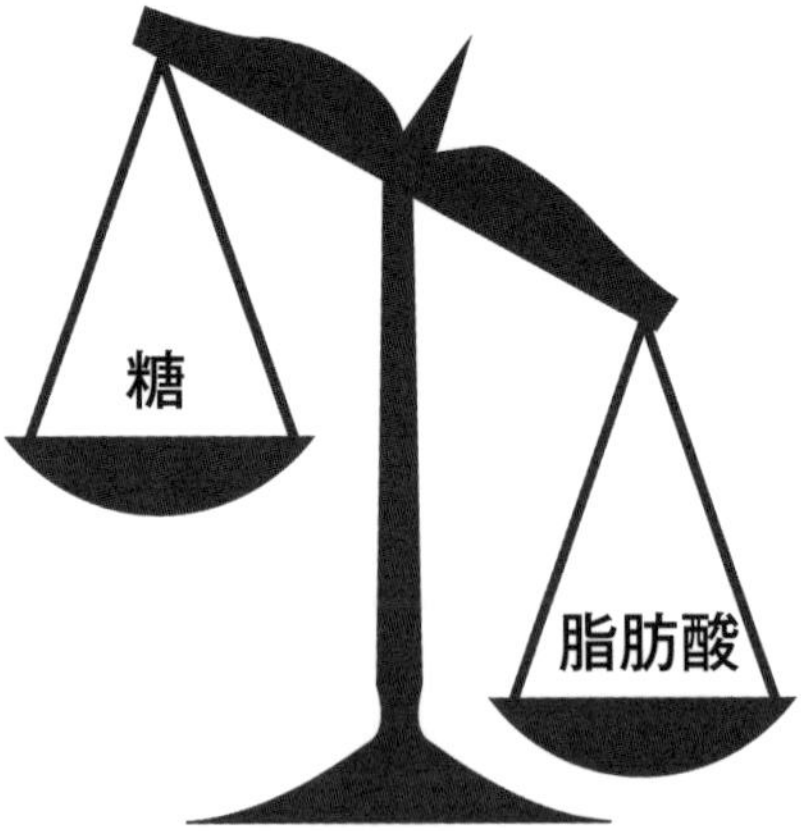

エネルギー代謝に関して、糖と脂肪が同時に使用されない（拮抗する）ことはすでに1960年代にランドルらの研究で発表されている。これを「ランドル効果（糖—脂肪酸サイクル）」という。
ランドル効果からも糖尿病をはじめ慢性病の原因は、糖のエネルギー代謝がブロックされること、つまり脂肪（とくにプーファ：多価不飽和脂肪酸）を燃焼することにあるのは明らかである。

と呼びます[90][91][92][93][94][95][96][97]。

このランドル効果のために、たとえ脂質が飽和脂肪酸であったとしても、脂質を燃焼させると糖の代謝が停滞します。しかし、プーファが燃料となる場合は、より強く糖の代謝をブロックします。

食事からプーファ（PUFA：多価不飽和脂肪酸）を摂取するか、あるいはストレスによって体内に蓄積した脂肪が分解されて血液中に放出される（「リポリシス」といいます）と、血液中のプーファ（PUFA）が高くなります。

プーファ（PUFA）は、生命のエネルギー代謝（糖の代謝）を根元から止めてしまう物質です。

まず、エネルギー代謝では糖（グルコース）がフルクトースに変換されていきますが、そのときに働く酵素をプーファはブロックします。

したがって、プーファの血液濃度が高い場合、糖代謝が進みません。このときにフルクトース（果糖）を使用してあげると、このブロックのところを回避できます。

ＰＨＰ（ピルビン酸脱水素酵素）をブロックするプーファ

次に糖代謝では最も重要な分岐点があります。それは糖が細胞内で代謝されてミトコンドリアに入っていく場所で働く酵素です。その酵素の名前をピルビン酸脱水素酵素（以下ＰＤＨと略す）といいます。

ピルビン酸脱水素酵素は、糖の代謝産物であるピルビン酸（pyruvate：パイルベイト）をアセチルCoA（Acetyl-CoA：アスィートゥコエンザイムＡ）に変換します。アセチルCoAはミトコンドリアのＴＣＡ回路に入ってはじめて代謝が回り、二酸化炭素やエネルギーを大量に産生することができ、私たちの生命場が維持できます。

プーファ（オメガ３＆６）は、この糖代謝で重要な分岐点にあるＰＤＨ（ピルビン酸脱水素酵素）をブロックしてしまいます[98]。

もし、ＰＤＨ（ピルビン酸脱水素酵素）が働かなければどうなるでしょうか？

細胞内で蓄積したピルビン酸は乳酸という毒性物質（生命場をゆがませる）に変換されていきます。

［図8］プーファは糖のエネルギー代謝を
複数の部分でブロックする

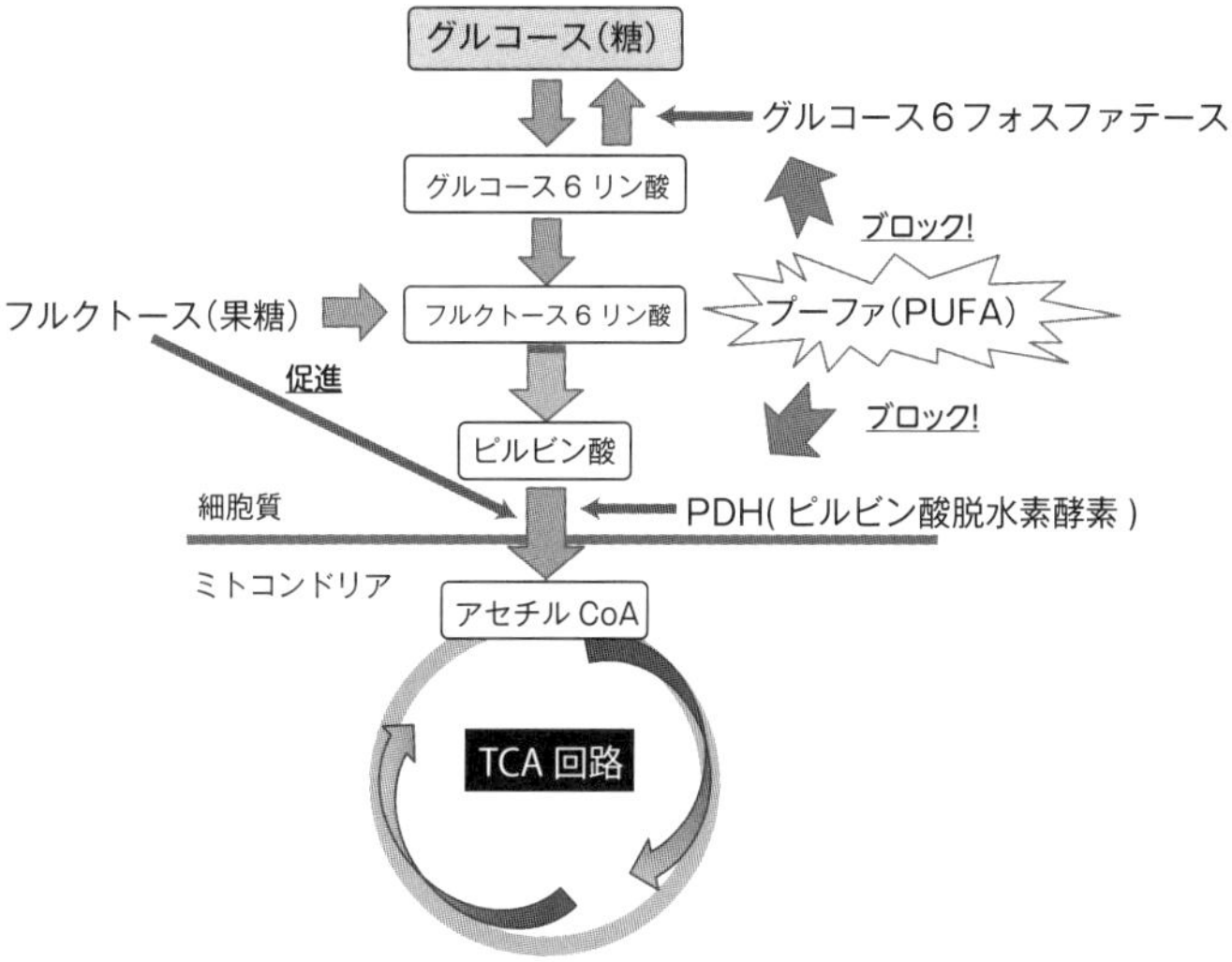

プーファが自動酸化することで発生するアルデヒドは、糖のエネルギー代謝で重要な酵素を複数の場所でブロックする。果糖（フルクトース）は、このプーファの弊害を避けて、糖の代謝を進めることができる。

前述したように乳酸は低酸素誘導因子（ＨＩＦ－１）というタンパク質を誘導し、ＰＤＨ（ピルビン酸脱水素酵素）の働きをブロックします[20][21]。つまり、最初にＰＤＨが働かないと、どんどん乳酸が蓄積していき、それがまたＰＤＨをブロックするという悪循環におちいります。

糖の不完全燃焼で起きるピルビン酸から乳酸への変換は、酵素（乳酸脱水素酵素：ＬＤＨ）を必要とします。したがって、ＰＤＨ（ピルビン酸脱水素酵素）がブロックされたままで糖が細胞内に無制限に入っても乳酸を作るのには限界があります。

そのため、不完全燃焼で乳酸になれない余剰分の細胞内の糖は、細胞外へ濃度勾配によって出ていきます。細胞外の糖は血液中に入るため、高血糖になるのです。これは細胞内糖利用障害による糖の血液へのバックフロー（逆流）です。

プーファフリーこそ根本治療

この状態、つまりプーファがある状態で、いくらインシュリンを使用して血液中の糖を細胞内に入れても、ミトコンドリアまでの反応が進まないために、糖は乳酸に変

［図9］ピルビン酸脱水素酵素（PDH）は
健康の場のキーポイント

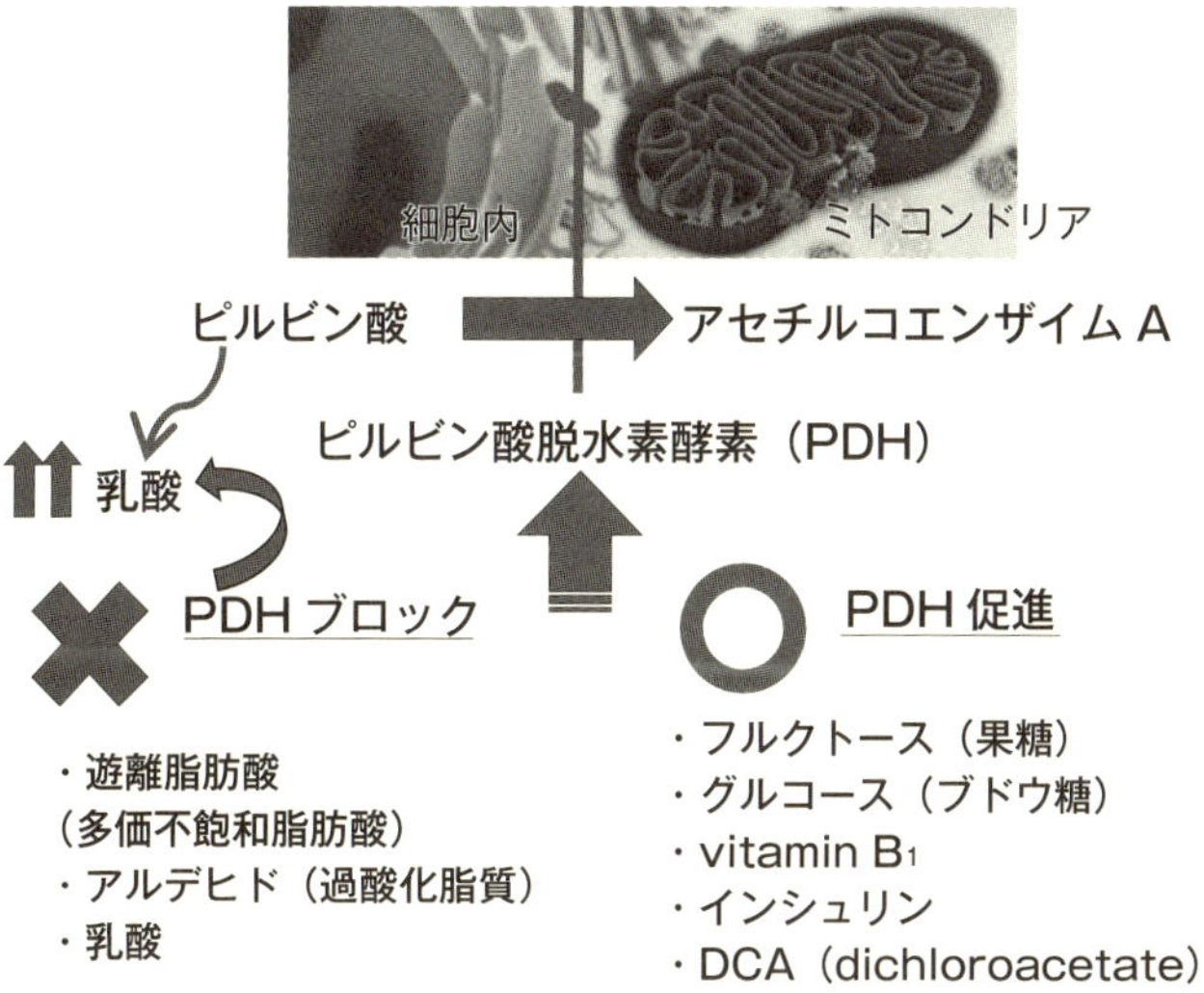

糖のエネルギー代謝で形成されたピルビン酸は、ピルビン酸脱水素酵素（PDH）という重要な酵素によってアセチルコエンザイムA（アセチルCoA）に変換されることで、ミトコンドリア内で本格的なエネルギー産生に使用される（糖の完全燃焼）。
この部分がブロックされると、糖は不完全燃焼を起こして、乳酸が発生する（糖の不完全燃焼）。
この酵素をブロックして糖の不完全燃焼を起こすものは、プーファ、乳酸、一酸化窒素（NO）、ヒ素などが代表的な物質。
この酵素を活性化して糖の完全燃焼を促すのは、果糖（フルクトース）、糖（グルコース）、ビタミンB_1（サイアミン）、ビタミンB_2（ライボフレイビン）などが代表的な物質。

［図10］ 糖尿病は“細胞内”糖利用障害

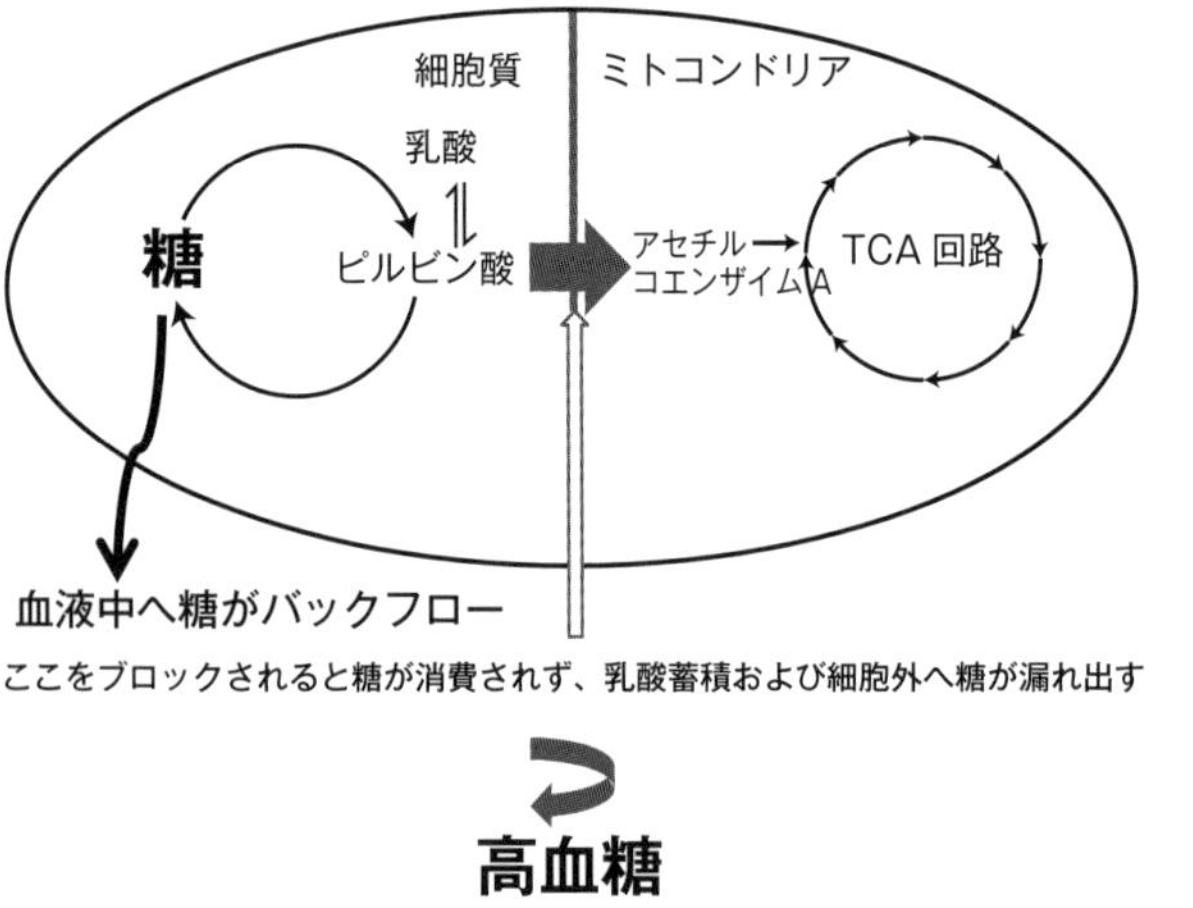

ピルビン酸脱水素酵素（PDH）などの酵素がブロックされて、糖の完全燃焼が進まないと、細胞内（細胞質）でやがて糖の利用（解糖系）そのものが進まなくなる。これは補酵素のNAD+(ニコチナマイド　アデナイン　ダイニュークレオタイド)が糖の完全燃焼でないと産生されないために、解糖系でもNAD+が不足して糖の代謝が不足するからである（ミトコンドリアだけでなく、細胞質の解糖系でも糖の代謝ではNAD+が必要）。
NAD+を作るために、ピルビン酸→乳酸という反応を起こすが、この酵素反応も限界があるため、細胞内にいくら糖を入れても、糖の代謝が進まず細胞内に糖が渋滞する。細胞内の渋滞した糖は、濃度勾配にしたがって、血液にバックフローする。これで高血糖になる。
高血糖は“細胞内”糖利用障害の結果を見ているだけで、高血糖が糖尿病や慢性病の原因ではない。この状態では、いくらインシュリンなどで無理やり糖を細胞内に入れても、乳酸に変換されない分の糖は必ず血液中にバックフローして血糖を上げる。

換されるか、バックフロー（逆流）で血液中に糖が戻り、高血糖になります。

現代医学では、この血液に細胞内から糖の逆流がある状態に対して「血糖コントロールが悪い」ということで、さらにインシュリンを増量します。しかし、いくらインシュリンを増量して糖を細胞内に入れても、プーファや乳酸が糖の完全燃焼（ミトコンドリアでの利用）を邪魔している限りは、またいずれ糖は血液中にバックフロー（逆流）するのです。インシュリン治療はプーファ（オメガ3＆6）の存在下では根本治療にはなり得ません。

糖尿病の動物モデル実験では、プーファ・フリー（プーファなし）の食餌を与えると糖尿病の発症を防げることが分かっています[99]。

心臓の心筋細胞は、普段は脳に糖を供給するために、脂肪酸を燃料としています。糖を脳のためにスペアしているのです。しかし、脂肪を燃料として燃やす（脂肪のベータ酸化）ことを抑えると、心臓のポンプ機能が高まり、酸素利用効率も高まることが分かっています[100]。これは糖が豊富にあれば、糖の完全燃焼を行う方が心臓の心筋細胞にとってもよいことを示しています。心臓のポンプ機能が低下する心不全の治療で、最優先順位はプーファ・フリーにすることです。

このようにランドル効果（糖－脂質サイクル）のため、脂質を燃料とした場合は、糖の代謝がブロックされますが、脂質の中でもプーファは飽和脂肪酸よりもより強くその作用が出ます。さらに脂肪組織から脂肪が分解されて放出されるリポリシスの状況では、プーファが自動酸化されてアルデヒドを産生しますので、糖代謝ブロック以外にもさまざまな悪影響が出ます。

3　糖尿病にⅠ型、Ⅱ型などはない

結果と原因のはき違いがある

一般的には、Ⅰ型糖尿病は、膵臓のインシュリン産生細胞（ベータ細胞）が壊れてしまい、まったくインシュリンが分泌されなくなってしまうため、糖を細胞内で代謝できなくなる病態とされています。インシュリンを体外から補給することしか治療法がないといわれています。子どもや若年者に多く、やせ形とされています。

一方のⅡ型糖尿病は、遺伝的に糖尿病になりやすい人が、肥満・運動不足・ストレスなどをきっかけに発病します。インスリンの効果が出にくいインシュリン抵抗性（細胞のインシュリンに対するアンテナの感度低下）のために高血糖になるとされています。こちらは中高年に多く、肥満型が多いとされています。

Ⅱ型糖尿病には、インシュリンだけでなく、さまざまな血糖降下剤といわれる糖尿病薬が使用されています。

そしてⅠ型糖尿病ではインシュリン産生細胞である膵臓のベータ細胞が自己免疫という奇妙な炎症で破壊されていくといいます。

ここまでがメインストリームの医学の一般的な解説ですが、糖－脂質サイクルなどの基本的な生命のメカニズムが分かっていれば、こうした糖尿病の分類はまったく意味がないことが分かります。

まず、Ⅰ型糖尿病では膵臓に自己抗体ができて、それが炎症を起こして膵臓を破壊するとしています。ところが、Ⅱ型糖尿病と診断された人でも同じ自己抗体が検出されているのです[101]。

そして何よりもI型糖尿病の発症のメカニズムで致命的におかしいのは、自己抗体があるから炎症が起こるという、いわゆる「自己免疫パラダイム」です。

ここではあまり深くは触れませんが、抗体というのは基本的にゴミ（debris：デブリ）を掃除する役割を果たしています。つまり、何らかの誘因で膵臓のベータ細胞に炎症が起こったあとに散らかったゴミを掃除するために登場しているにすぎません[102]。

自己免疫パラダイムでは、

・自分の組織に対する抗体（自己抗体）ができる→これが自分の組織（この場合は膵臓のベータ細胞）を攻撃→炎症→膵臓の破壊……

となります。

これは生命場を維持するという根本的な生命の機能とはかけ離れたおかしなファンタジー（空想）です。生命場を維持していくという生命の本質の観点からいえば、

・何らかの誘因→膵臓のベータ細胞の炎症・破壊→ゴミの掃除で抗体が登場

となります。

医学の分野では原因と結果をはき違えるということが頻繁に起きています。

このI型糖尿病の発症のメカニズムの「自己免疫パラダイム」でも同じことが起こ

っています。

つまり、結果として登場した抗体を炎症の原因とはき違えているのです。

プーファによる破壊のスピードが違っている

そして、膵臓のベータ細胞に炎症を引き起こして破壊する最大の原因は、プーファ（PUFA：多価不飽和脂肪酸、オメガ3＆6）であることがすでに報告されています。実際に、破壊された膵臓を調べると、プーファが酸化して形成されたアミロイドタンパク質が蓄積しています[103][104][105]。

つまり、インシュリン不足の原因となる膵臓のベータ細胞破壊もプーファが最大の原因になっているのです。この破壊のスピードがⅠ型とⅡ型糖尿病で違うだけの話であって、違うそれぞれが個別の原因で発症する病態ではないのです。

これは、糖尿病の「加速因子仮説（Accelerator hypothesis）」と呼ばれています[106]。ただし、この仮説では膵臓の破壊の原因をインシュリン抵抗性、つまりインシュリンに対する細胞のアンテナの感受性が低下したことだとしています。これは間違いで

[図11] 糖尿病の「加速因子仮説
（Accelerator hypothesis）」

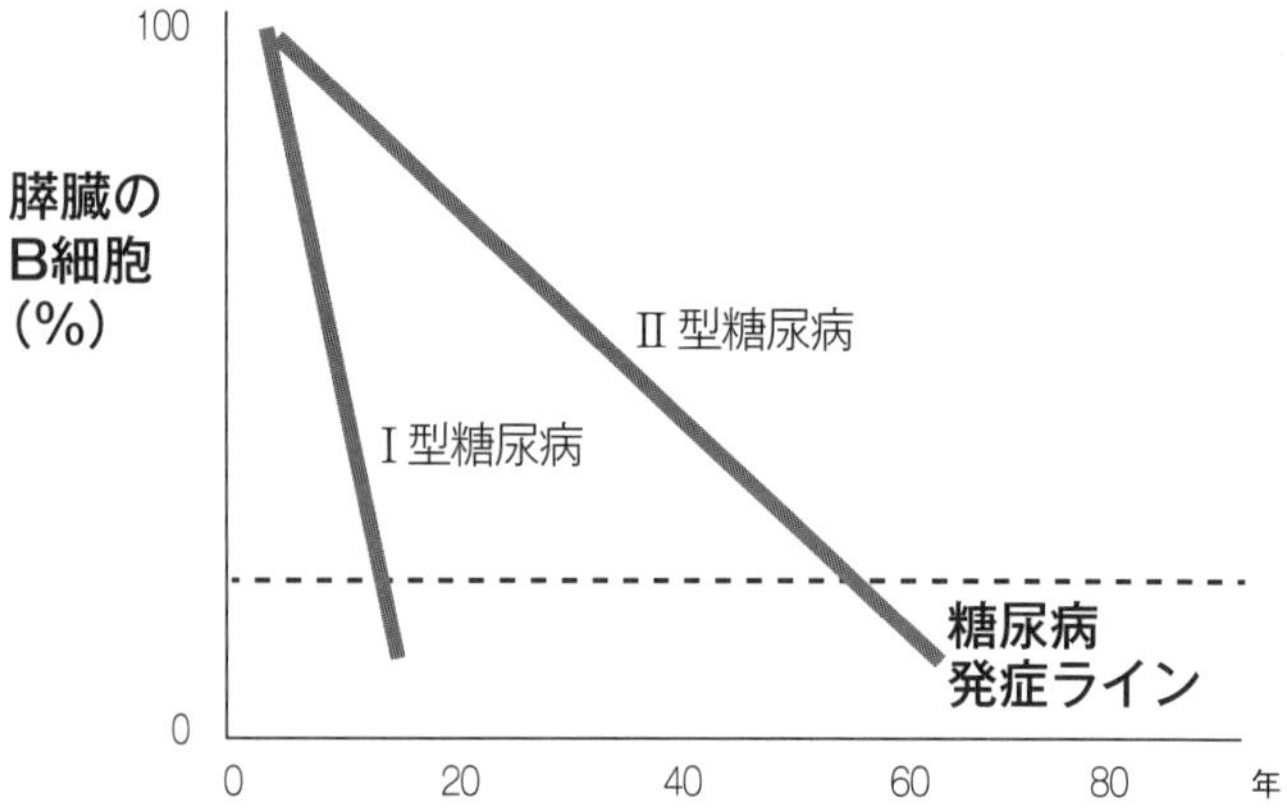

糖尿病は膵臓のインシュリン産生細胞（β細胞）の死滅の速度が違うだけでⅠ型もⅡ型もない！

慢性的なプーファ（多価不飽和脂肪酸：オメガ３＆６）の存在によって、

1．膵臓にストレス反応や炎症反応を引き起こすことで膵臓のインシュリン産生細胞を破壊。
2．細胞内の糖代謝の複数の酵素を変性させることで糖利用をブロック。
3．糖の代謝を抑える（ランドル効果）ことで、インシュリン抵抗性を引き起こす。

これらのプーファの複合作用によって、“細胞内”糖利用障害が起こることが糖尿病の本態。糖尿病のⅠ型、Ⅱ型というのは、その糖の利用障害のスピードが速いかどうかの違いにすぎない（分類に治療上の意味がない）。

あって、この仮説は少し補正しないといけません。

インシュリン抵抗性もプーファで引き起こされることが分かっています[107][108][109]。短期的にはプーファでインシュリン感受性がよくなる現象がありますが、長期的にはインシュリン抵抗性になります。これは、慢性的なプーファ（オメガ3&6）の存在がストレス反応や炎症反応を引き起こすからです。

したがって、インシュリン抵抗性が膵臓のベータ細胞を破壊しているように見えるのです（ここでも原因と結果のはき違えが起こっています）。

あくまでも膵臓の破壊の原因はプーファです。インシュリン抵抗性ではありません。プーファ（オメガ3&6）は、膵臓のインシュリン産生細胞破壊とインシュリン抵抗性を同時に引き起こすのです。

プーファ（ＰＵＦＡ：多価不飽和脂肪酸、オメガ3&6）は、

・糖の細胞内での代謝をブロックする
・インシュリン抵抗性を高める（インシュリンのアンテナの感受性を低下）
・インシュリンを産生する膵臓のベータ細胞を破壊する

という複数の作用を通じて糖尿病（およびあらゆる慢性病）とよばれる病態を発症

させるのです。

これらの総合作用の結果、細胞内で糖が利用できない状態（intracellular glycopenia）がおこる、それが糖尿病なのです。尿に糖がおりる、あるいは血糖が高いことが本態ではありません。これはあくまでも結果でしかないのです。

実際にオメガ3系のプーファであるフィッシュオイル（魚油）は、糖尿病を悪化させることはすでに二十年前に報告されています[110]。

ちなみに、この細胞内糖利用障害というメカニズムは決して糖尿病に限られるものではなく、すべての慢性病に共通しています。

4　糖尿病でなぜガンが多いのか？

今から九十年以上も前に、たとえ酸素が豊富にあっても糖を完全燃焼させずに、乳酸ばかりをためる不完全燃焼（発酵、解糖系）を盛んに行っている細胞が発見されました。通常は酸素がない状態では、糖は不完全燃焼するしかありません。酵母の発酵がよい例です。しかし、この細胞は酸素があっても発酵、つまり糖の不完全燃焼を起こすのです。

さて、その細胞とは何でしょうか？

その細胞は、日々私たちの体の中に発生しては代謝されて消えているガン細胞です。このガン細胞の、酸素があっても糖の不完全燃焼を起こす代謝のことを、発見者の名にちなんで「ワーバーグ効果」（Warburg Effect）といいます[111]。

その後、発見者のワーバーグ（Warburg：ウォーバーグ）は、ガン細胞の糖の不完全燃焼の原因は、ミトコンドリアの機能にダメージがあるからだと発表しています[112]。そして、ガン細胞の発生の原因はミトコンドリアのダメージであるということを早くも一世紀近くも前に見抜いていました。

ガン細胞は、過剰に刺激（ストレス）を受けて分裂している細胞です。その分裂速度に応じて、周囲の環境から得られるエネルギー源（脂肪、タンパク質、糖）はすべて利用します。ガン細胞が糖の不完全燃焼を起こしているというワーバーグの発見の一方で、ガン細胞を特徴づけるエネルギー代謝があります。それは、脂肪（脂肪酸）を主なエネルギーの燃料としているところです。ガン細胞はわざわざ糖やタンパク質

（アミノ酸）を取り込んでも、それを脂肪に変換して、その脂肪を燃料として使用するという複雑な代謝を行います。[113][114][115][116]。

もし栄養源が食事中から摂取できない場合は、体の脂肪・タンパク質を分解して、それを脂肪（脂肪酸）に変換して、エネルギー源にします。これは異化（catabolism）とよばれ、シックネス・フィールド（病気の場）で起こっている代謝でした。

一方の糖尿病はどうでしょうか？

糖尿病の場合は、プーファ（オメガ3＆6）の存在によるランドル効果などで、糖が不完全燃焼を起こすか、脂肪、タンパク質をエネルギー源とする病態でした。そうです。

エネルギー代謝でみると、ガンと糖尿病はまったく同じなのです。

実際に糖尿病の人はガンになる確率が高いことはすでに報告されています[117]。糖尿病のエネルギー代謝はシックネス・フィールド（病気の場）を作りますから、長期的にはその〝場〟に存在する細胞がガン化するのは当然の帰結といえるでしょう[118]。

5 なぜカルシウム不足や日光不足で糖尿病になるのか？

カルシウムが不足すると炎症が起きやすくなり、組織が老化・変性していきます。なぜカルシウム不足がいわゆるシックネス・フィールド（病気の場）を作ってしまうのでしょうか？

血液中のカルシウム値が低下するとストレスのシグナルとして受け止められて、ストレスホルモンの一つである副甲状腺ホルモン（ＰＴＨ：Parathyroid hormone）が分泌されます。副甲状腺ホルモン（ＰＴＨ）は、骨を溶かして血液中のカルシム濃度をキープしようとします。したがって、カルシウム不足は骨粗しょう症につながるのです。

その副甲状腺ホルモン（ＰＴＨ）の主作用は、炎症を加速させて、リポリシス（脂肪分解）を起こすことです[119][120]。リポリシスによって血液中に放たれたプーファ（ＰＵＦＡ：多価不飽和脂肪酸、オメガ３&６）は、前述したランドル効果（糖−脂質サイクル）などによって糖の代謝をブロックします。その結果、副甲状腺ホルモン（ＰＴＨ）は、脂肪をエネルギーとして燃焼させ、糖は不完全燃焼を起こす糖尿病を引き起こします。

実際に、副甲状腺ホルモン（ＰＴＨ）が過剰に放出される副甲状腺機能亢進症の人は糖尿病の発症率が高いことが分かっています[121]。これらの副甲状腺機能亢進症の人の副甲状腺ホルモンを産生している組織（副甲状腺）を外科的に除去すると、糖代謝異常は正常化します[122]。

日光浴不足では皮膚でコレステロールが代謝されてビタミンＤを合成できません。ビタミンＤは、腸からカルシウムの吸収を促進させる作用があります。ビタミンＤ不足で血液中のカルシウム値が低下すると、副甲状腺ホルモン（ＰＴＨ）がストレス反応として放出されます（二次的副甲状腺機能亢進症：secondary hyperparathyroidism）。それによってリポリシス（脂肪分解）が起こり、同じように糖代謝異常が起こります[123]。日光浴不足も糖尿病の原因となりうるのです。

6 現代の糖尿病治療の決定的な間違い

一九二〇年代にインシュリンが発見されてからは、糖尿病はメインストリームの医学では、インシュリン不足が原因だと言われ始めました。特に後にI型糖尿病と呼ばれるタイプには一生涯インシュリン注射が必要と流布されています。

しかし、前述したように補正した加速因子仮説で、膵臓のインシュリン産生細胞の破壊のスピードと程度によってインシュリン産出量に違いが出るだけです。

しかも膵臓のインシュリン産生細胞（ベータ細胞）は、一度ダメージを受けても非常に再生能力が高いことが分かっています[124][125][126]。つまり、適切な環境（生命場）にあれば膵臓のインシュリン産生細胞は再生されていくのです。

したがって、過剰のプーファ（オメガ3&6）に慢性的にさらされるという事態さえなければ、インシュリン量が減ることそのものが糖尿病の問題とはなりえません。糖尿病は決してインシュリン不足病ではありません。

むしろインシュリンの効果が出ない、つまり細胞のインシュリンを感受するアンテナ機能の低下（インシュリン抵抗性）や細胞内で糖の代謝がブロックされることが問題となってきます。

メトホルミンは乳酸を蓄積させる

そこで登場してきたのが、インシュリン抵抗性を改善するという糖尿病薬です。ビグアナイド系と呼ばれる薬（phenformin）がインシュリン抵抗性を改善するという触れ込みで華々しく登場しましたが、乳酸の蓄積が起こる（シックネス・フィールドを作る！）という副作用（乳酸アシドーシス）で死亡者が出たため一九七〇年以降は使用されなくなりました。

現在はメトホルミン（Metformin：メトホーミン）というビグアナイド系の薬がよく使用されています。このメトホルミンの主作用は、ミトコンドリアのエネルギー代謝を止めることです[127][128]。

あらゆる細胞でミトコンドリアのエネルギー代謝を止めることから、この薬は興味深い現象をみせてくれます。

まず肝臓の細胞のミトコンドリアのエネルギー代謝を止めることで、低血糖に陥ったときに、グリコーゲン（糖の貯蔵体）あるいは脂肪やタンパク質を分解して糖を作り出す（糖新生）ことができなくなります。このため血糖は下がったままになるのでインシュリンそのものが出ません。

このミトコンドリアのエネルギー代謝はガン細胞でも同じく止まるので、ペトリ皿のガン細胞にメトホルミンを加えた実験では、ガン細胞を死滅させることができます[127]。

しかし、正常細胞でも同じくミトコンドリアのエネルギー代謝をブロックし、かつタンパク質や脂質からの糖新生をブロックしますから、エネルギー源としては糖を不完全燃焼させるしか道は残されていません。つまり、メトホルミンは強制的に細胞に糖の不完全燃焼を起こさせ、乳酸を蓄積させるのです。

メトホルミンと乳酸の蓄積による毒性の関係はまだ結論が出ていないという論文ばかりが散見されますが、ミトコンドリアのエネルギー代謝をブロックするという主作用を考えると乳酸蓄積しか起こさないはずなのです。

メトホルミンの慢性服用によって、長期的には乳酸の蓄積によってシックネス・フィールド（病気の場）を提供し、ガンの発生母地を作ります。ガン細胞を取り出してペトリ皿では死滅させることができても、長期にわたってこのような薬を服用すると、生体内ではミトコンドリアのエネルギー代謝ダメージによってむしろガンを発生させることになるのです。

このことは今後歴史が証明することになるでしょう。

インクレチン関連薬の危険な発想

もう一つの糖尿病の新薬として現在もよく使用されているのがインクレチン関連薬といわれる薬です。

小腸から糖質が吸収されて、血糖値が上がったときに、小腸から放出されるグルカゴン様ペプチド（GLP-1：glucagon-like peptide-1）と呼ばれるホルモンがあります。このホルモンは、インシュリンの放出を促します[129]。

通常このホルモンはインシュリンが放出されて血糖値が低下すると〝速やか〟に分解されます。速やかに分解しないと生命体にとって最も恐ろしいあの低血糖ストレスとなるからです。その分解する酵素をＤＰＰ－４（dipeptidyl peptidase-4）といいます。

このDPP－4という酵素をブロックして、インシュリンを放出させる小腸のホルモンの〝速やか〟な分解を防ごうというのがインクレチン関連薬とよばれる新薬です。これは非常に危険な発想です。なぜなら、急激な低血糖を起こさないという保証はどこにもないからです（これは後述するデンプン質の摂取と同じメカニズムになる）。

このインクレチン関連薬の長期服用に伴う副作用については、まだはっきりとしたデータが出ていません。しかし、薬剤の添付文書には、横紋筋融解症、皮膚粘膜眼症候群（Stevens-Johnson syndrome）、アナフィラキシーショックなどが挙げられています。

これらはまさしく低血糖によるストレス反応で起こったリポリシス（脂肪分解）やプロテオリシス（タンパク質分解）が、筋肉、皮膚や粘膜に起こったものです。おそらく長期的には、心臓の心筋細胞も溶かされると心筋梗塞や心不全が起こるでしょう。

新薬が登場してマーケットで販売されてから最低でも五十～六十年経過しないとその薬がもたらす本当の評価は定まりません（実際には高齢者に投与した場合はすでに数十年後には死亡しているため、その薬剤がもたらした影響かどうかは確認できない）。

実際に、今までおびただしい数の新薬がマーケットに出ては〝こっそり〟と撤収され消えていきました。

新薬の〝真の臨床実験〟とは、マーケットに出てから数十年、つまりみなさんが新薬を服用して数十年後にどのようになるかという結果を解析したものなのです（私たちには「薬の投与は人体実験」という認識が薄い）。数年の簡単な臨床試験で「安全性や効果が確かめられた」というビッグファーマの宣伝（彼らが資金を提供した臨床実験には多くの瑕疵《かし》がある）には慎重になるべきなのです。最近はＰＭＳ（post market surveillance）という、新薬を服用してからの数年の市場調査結果を公開するようになってきています。この長期のデータが薬の真の作用を知る上で何よりも重要です。

さらにこれらの糖尿病薬と同等にリスクのある食事療法として、「血糖を下げる」ことを目的とした糖質制限やケトン食が挙げられます。

「アロパシー」治療にだまされるな‼

これらのメインストリームの医学の糖尿病治療あるいは食事療法にはある共通した点があります。

それは、「高血糖が悪い」というよくある「〜悪玉説」です。

自己免疫疾患では、自分の組織に反応するリンパ球を悪玉にして強力な免疫廃絶治療をします。ガンではガン細胞を悪玉化してガンを徹底的にたたきます。感染症では病原体を悪玉化してウイルスやバクテリアを叩く治療を行います。

このように何かを悪者に仕立て上げて攻撃をするという治療を「アロパシー」(allopathy：アラパスィー）といいます。

アロパシーは簡単にいうと対症療法です。

発熱したら解熱剤。

下痢をしたら止痢《しり》薬。

血圧が高いのなら降圧剤。

そして、血糖が高いのなら血糖降下剤や糖質制限。

現代医学の糖尿病治療も、流布している食事療法も、すべて「アロパシー」という点で共通しているのです。

人間は糖の代謝がしっかり回っていないと、正常な判断ができる脳機能が維持できません。そのために、このような単純な「悪者－正義の味方」や単純な「原因－結果」という、私などは目を疑ってしまうほどの分かりやすい〝二分論〟に容易に騙されてしまいます。

第4章
高血糖は病気の原因なのか？

1 血糖値の厳格なコントロールは危険

糖尿病の治療においては、血糖値をコントロールすることを目標としています。米国糖尿病協会（The American Diabetes Association）ではⅡ型糖尿病の血糖コントロールの指標としてHbA1c（glycated hemoglobin）の数値を七パーセント以下に設定しています[130][131]。そして、血糖コントロールの指標はより低い方が好ましいという見解を出しています。

ところが、このように血糖を厳格にコントロールしてもヨーロッパ、アジア太平洋諸国では、心臓血管疾患の合併を減らせないだけでなく、むしろ増やす結果になることが報告されています[132]。さらに北米では血糖を厳格にコントロールすると、むしろ死亡率が増加することが報告されました[133]。

二〇一五年にそれまでの研究の総括（メタ解析）が発表されました[134]。その解析論文でも、北米では厳格な血糖コントロール治療はそうでない治療と比較すると、有意にすべての原因の死亡率（all-cause mortality）、心臓血管疾患での死亡率を高め、致命的な低血糖を引き起こすことが明確に分かりました。

発症するとその場で約半数が即死するといわれるクモ膜下出血。救命された場合でも血糖値が八〇㎎／一〇〇ml以下の場合は、それ以上の場合と比べて脳血管攣縮《れんしゅく》、脳梗塞などの合併が多く、予後が悪いことも分かっています[135]。

頭部外傷でも脳の糖濃度が低いと、回復が悪いことは十年以上も前から知られている事実です[136]。

脳は特にエネルギー源を糖に依存していますから、血糖値が上がることよりも、むしろ少しでも下がることの方に細心の注意を払わなければなりません。

血糖がある一定量から低下すると即座にストレス反応が起きます。その結果起きるリポリシス（脂肪分解）、プロテオリシス（タンパク質分解）は、シックネス・フィールド（病気の場）のエネルギー代謝です。

あるいは糖尿病薬でミトコンドリアでの糖の完全燃焼が妨げられると、あらゆる慢性病が引き起こされます。

したがって、「血糖を低下させること」を目標としたアロパシー治療は、〝厳格すぎる〟と非常に危険であることをこれらのデータが如実に物語っているのです。

2 AGEs（終末糖化産物）ではなくALEs（終末脂質過酸化物）が問題！

糖はタンパク質と反応して終末糖化産物（AGEs：Advanced glycation end products）を作ります。これを「メイラード反応：The Maillard reaction」（non enzymatic glycation or browning）といいます。一般に言うところのカラメル化です。糖や脂質がタンパク質と反応して褐色化することです。

これによって、タンパク質の機能が失われるため高血糖は危険であるとされています。実際にメインストリームの医学では多くの糖尿病の症状はこの終末糖化産物（AGEs）ができることによるとしています[137]。

さて、これは本当でしょうか？

たしかに糖はタンパク質に結合しますが、これは極めて遅い反応で、高温・高血糖・高リン血症などの特殊な条件が揃《そろ》う必要があります。したがって、加工食品などには比較的多く終末糖化産物（以下AGEsと略します）が含まれますが、人体ではそれほど急激に作られることはありません[138]。

タンパク質にダメージを与える主役は?

それでは実際に私たちの体内のタンパク質に速やかにダメージを与える主役は何でしょうか?

一九九六年に糖とプーファ（オメガ3&6）のどちらがタンパク質にダメージを与えるかという実験がなされました。その結果、プーファは糖よりも二十三倍速やかにタンパク質にダメージを負わせることが分かりました[139]。

これはプーファから産生される猛毒物質アルデヒドがタンパク質と速やかに結合するからです[140][141]。

これは純粋な試験管（in vitro）での実験結果です。実際に人体内でプーファ（オメガ3&6）が酸化される場合は、前述したランドル効果（糖－脂質サイクル）によって、糖は不完全燃焼を起こすか、脂質がエネルギーとして使用されているので、ミ

[図12] タンパク質を変性させるのは糖ではなく、プーファ（多価不飽和脂肪酸）

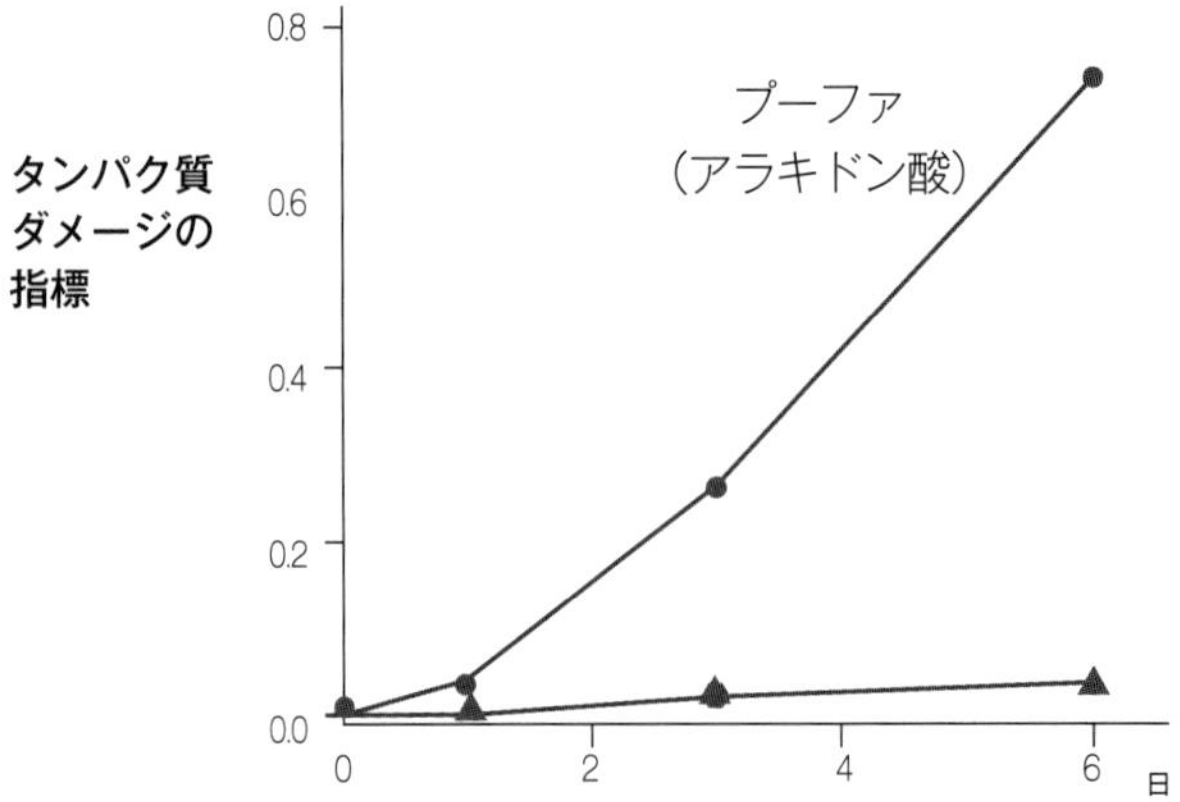

タンパク質へのダメージはプーファがダントツ！

J. Biol. Chem. 1996, 271:9982-9986

酵素などのタンパク質を実際の体内で変性させるのはプーファ（多価不飽和脂肪酸）の自動酸化で形成される過酸化脂質である。糖がタンパク質を変性させるには、加熱や長時間の期間を要する（終末糖化産物〈AGEs〉が体内で自然に形成されるのは時間がかかる）。
プーファからの過酸化脂質はタンパク質に迅速に結合して変性させる。これを終末脂質過酸化物（ALEs）という。糖尿病の細小動脈の閉塞（腎臓障害、末梢神経障害、網膜症）の原因は、終末糖化産物（AGEs）が原因ではなく、過酸化脂質による終末脂質過酸化物（ALEs）である。

トコンドリアでの二酸化炭素（CO_2）の産出量は低下しています。

細胞内CO_2はタンパク質にアルデヒドが結合する部分（反応性窒素原子：reactive nitrogen atoms）に結合して、アルデヒドのこの部位への結合をブロックします。したがって、CO_2産生量が減少している脂質の酸化（脂質を燃料とした代謝）では、試験管の実験よりもさらにアルデヒドが結合します。

実際の私たちの体の中では、プーファ（オメガ3＆6）は糖の何十倍もの速度でタンパク質と結合してダメージを負わせているということです。

この脂質の酸化による産物であるアルデヒドがタンパク質に結合したものを、終末糖化産物（AGEs）と区別して終末脂質過酸化物（ALEs：advanced lipid peroxidation end products）といいます。

糖尿病の神経障害や微小血管障害も終末糖化産物（AGEs）より、終末脂質過酸化物（ALEs）が原因となっているのです[142][143][144]。

実際に、このことは私の糖尿病の患者さんへの臨床経験からも裏付けられます。終末脂質過酸化物（ALEs）の原因となるプーファ（オメガ3＆6）の摂取を控える指導をしただけで、終末糖化産物（AGEs）の指標とされているHb1Acやグルコアルブミンといった数値が低下していくのです。

3 AGEs（終末糖化産物）の真実

AGEs（終末糖化産物）についての誤解が多いのでここではっきりさせておかないといけません。

加工食品、マヌカハニーなどに豊富に含まれるAGEs（終末糖化産物）ですが、このAGEs（終末糖化産物）を含む食品が危険だという説が流れています。あるいは高温調理で褐色化した食材にもAGEs（終末糖化産物）が多く含まれるので危険だといわれています。

たしかに、食品中のAGEs（終末糖化産物）でも、細胞にとってはストレスとみなされて、炎症反応が加速します。AGEs（終末糖化産物）は、細胞の特殊な受容体（RAGE：receptor for AGE）に結合して炎症のシグナルを送るといわれています[145][146][147][148]。

しかし、食品中から摂取される外来のAGEs（終末糖化産物）による酸化ストレス（炎症反応）は、体内のグルータサイオン（glutathione）、尿酸などの抗酸化物質と相殺しあっています（尿酸は私たちの体内で最も強力な抗酸化物質ですが、果糖（フルクトース）が尿酸を作ることは意外と知られていません）。

したがって、大量に食品中のAGEs（終末糖化産物）を摂取しない限りは、通常大きな問題になることはありません。

ちなみにヒトの実験では、食品中に含まれるAGEs（終末糖化産物）の約一〇パーセント程度が吸収されるに過ぎません。その吸収された一〇パーセントのうち三日以内に三分の一は尿に排出されます[149][150]。食品摂取してから三日間は、食品中のAGEs（終末糖化産物）は、六〜七パーセントが体内に残存する計算になります。食品中のAGEs（終末糖化産物）がどのくらい残存するかは、個人のデトックス能力（抗酸化物質の産生量、肝臓・腎臓機能＝エネルギー代謝量）によって差が出てきます。

問題は体内で産生されるAGEs

やはり、体内で産生されるAGEs（終末糖化産物）のほうが圧倒的に問題となってきます。

AGEs（終末糖化産物）は、体内でとくにプーファ（オメガ3&6）の酸化（代謝）で形成された「ダイカーボニル（dicarbonyl）」とよばれるアルデヒドが体内のタンパク質に結合することで作られます（タンパク質や糖の代謝からも一部産生される）。ダイカーボニル（dicarbonyl）には、あの猛毒のアルデヒドであるマーロンダイアルデハイド（MDA：malondialdehyde）がありますが、その中でもグライオキサール（glyoxal）、メチルグライオキサール（methylglyoxal）といったダイカーボニルからAGEs（終末糖化産物）が作られます[151][152]。

これらはすべてアルデヒドですから、酵素やミトコンドリアのエネルギー代謝を担うタンパク質などに結合して、さまざまな障害を引き起こします。

食品中に含まれるAGEs（終末糖化産物）はすでにタンパク質と結合したもので、あらたに体内のタンパク質と結合する訳ではありません。あくまでも食品中に含まれるAGEs（終末糖化産物）の問題点は、細胞の特殊な受容体（RAGE：receptor for AGE）に結合して炎症をオンにするということです。

一方の体内で産生されるAGEs（終末糖化産物）は、食品中のものより量が多いこと(食品中のAGEs同様に炎症をオンにする)。さらには主にプーファの代謝で発生したダイカーボニルが体内の構成タンパク質や酵素などに結合し、AGEs(終末糖化産物)を作る過程で、さまざまな細胞機能を失わせてしまうこと。こちらのほうが危険なのです。

つまり、体内で産生されるAGEs(終末糖化産物)は食品中より量が多いので炎症をオンにする作用も食品中のものより強い。さらに、AGEs(終末糖化産物)の存在そのものよりも、AGEs(終末糖化産物)が形成される過程で体内の重要なタンパク質機能が失われることが問題なのです。

高血糖は結果であって原因ではない

高血糖がAGEs(終末糖化産物)を作って糖尿病の症状を出すのではありません。糖尿病の症状を出すのは、糖ではなく、プーファ(オメガ3&6)の最終産物であるアルデヒドが結合した終末脂質過酸化物(ALEs)が原因なのです。

高血糖そのものが症状を引き起こす訳ではありません。高血糖そのものは、プーファ(オメガ3&6)によって糖代謝がダメージを受けた結果引き起こされたもので、

[図13] プーファによって糖尿病の症状と高血糖が同時に引き起こされる

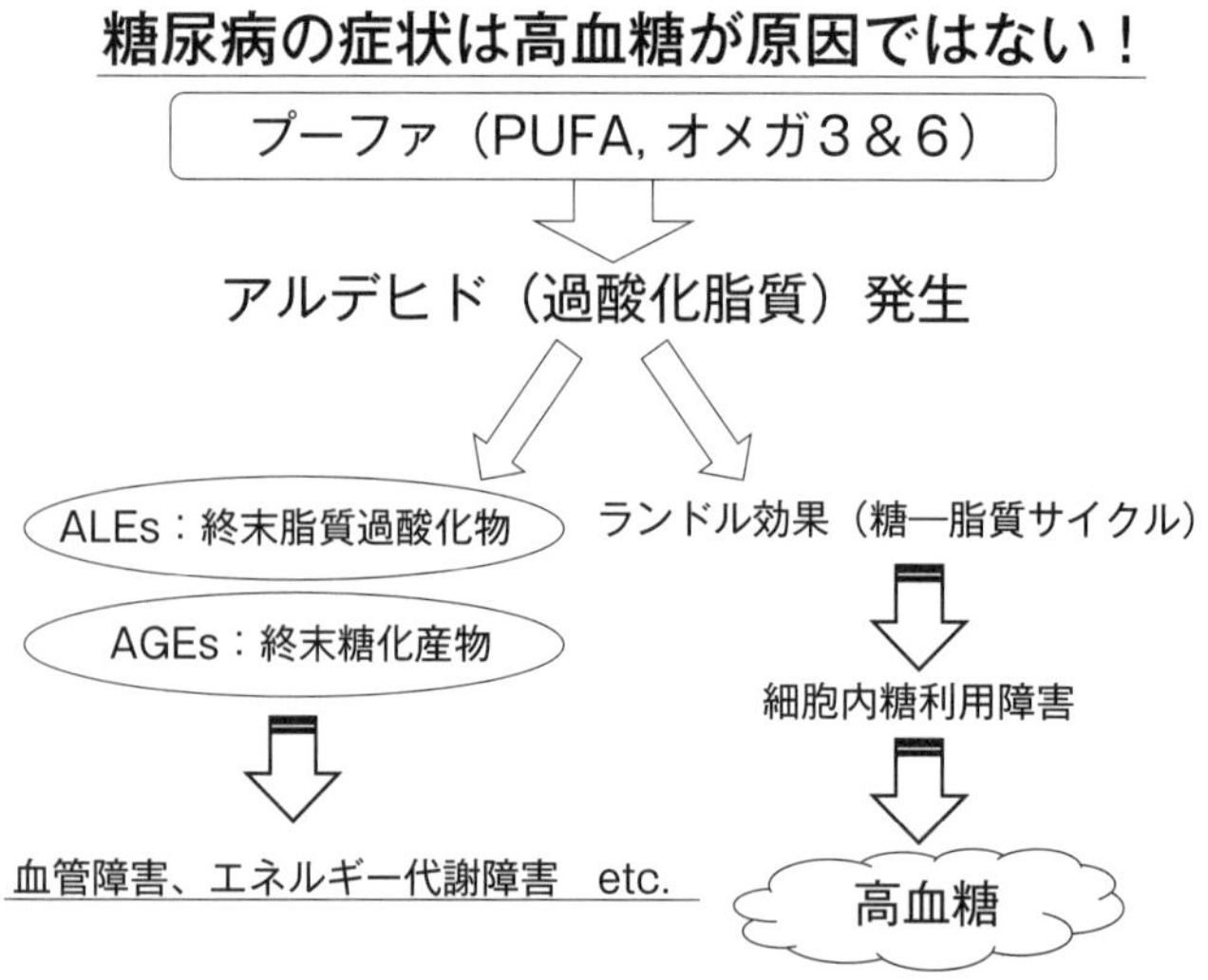

プーファ（多価不飽和脂肪酸）によって、血管障害、糖のエネルギー代謝障害と高血糖が同時に引き起こされる。
高血糖が糖尿病の病態を引き起こすのではなく、プーファがその両方を引き起こしている。

ダイレクトに症状と関係しているのではありません。

「高血糖が糖尿病の症状を引き起こす」という説も原因と結果を履き違えていることからくる誤謬《ごびゅう》の典型といえるでしょう。

4 高血糖が問題になるのはデンプン質!

ただし、急激な高血糖は生命体にとっては危険です。なぜなら、糖を細胞の中に入れようとしてインシュリンが大量分泌されるからです。このときにカリウムも細胞内に入りますので、ミネラルバランスも崩れてしまいます。

大量のインシュリンが分泌されると何が危険なのでしょうか? それは、血糖が急降下するため低血糖を引き起こす可能性があるからです。

低血糖は生命体の最大のストレスですから、すぐにHPA系(The *hypothalamic-pituitary-adrenal*-axis:視床下部-下垂体-副腎システム)が作動して、ストレスホルモンであるコルチゾール、アドレナリンが放出されます。

その結果は、前述したとおり、肝臓の糖のストックが枯渇すれば、リポリシス（脂肪分解）、プロテオリシス（タンパク分解）が起こります。

これがインシュリンの急激な放出は好ましくないという理由です。

さて、このインシュリンの放出量が、糖、果糖と比べて断然に高いのが、デンプン質といわれるものです。デンプン質は糖がたくさん連なったものです。ですから、シンプルシュガーといわれる糖、果糖よりインシュリンを大量に放出させます。

このインシュリンの出具合を糖などと比較したグリセミック指数というものがあります。パスタ、パン、コメ、タピオカといったデンプン質はいずれもグリセミック指数が非常に高い物質です。つまり、インシュリンを大量に分泌させて、低血糖を引き起こす可能性があるということです。

ケーキなどの甘いお菓子はデンプン質です。これらのデンプン質はインシュリンを大量に放出させ低血糖を引き起こすことがあるために、さらに甘いものを求めるという「甘いもの」中毒現象を引き起こします。砂糖が「甘いもの」中毒の原因ではありません。砂糖、果糖、乳糖やフルーツはデンプン質よりグリセミック指数は低いので

［図14］グリセミック指数の食品別比較

GLYCEMIC LIST	White Bread	Glucose Based
Fructose	32	22
Lactose	65	46
Honey	83	58
High fructose corn syrup	89	62
Sucrose	92	64
Glucose	137	96
Glucose tablets	146	102
Maltodextrin	150	105
Maltose	150	105
Pineapple juice	66	46
Peach, canned	67	47
Grapefruit juice	69	48
Orange juice	74	52

GLYCEMIC LIST	White Bread	Glucose Based
Barley flour bread	95	67
Wheat bread, high fiber	97	68
Wheat bread, wholemeal flour	99	69
Melba toast	100	70
Wheat bread, white	101	71
Bagel, white	103	72
Kaiser rolls	104	73
Whole-wheat snack bread	105	74
Bread stuffing	106	74
Wheat bread, Wonderwhite	112	78
Wheat bread, gluten free	129	90
French baguette	136	95
Taco shells	97	68
Cornmeal	98	69
Millet	101	71
Rice, Pelde	109	76
Rice, Sunbrown Quick	114	80
Tapioca, boiled with milk	115	81
Rice, Calrose	124	87
Rice, parboiled, low amylose Pelde	124	87
Rice, white, low amylose	126	88
Rice, instant, boiled 6 min	128	90

GLYCEMIC INDEX FOUNDATION (The University of Sydney)より抜粋

食品ごとの血糖値の上昇度合いを間接的に表現する数値を「グリセミック指数（GI index)」という。血糖値の上昇が低いのが、果糖（フルクトース）である。ハチミツや砂糖（ショ糖）のような果糖（フルクトース）を含む糖質もグリセミック指数が低い。

このように果糖（フルクトース）は血糖の急激な上昇を抑える。一方、穀物等のデンプン質は、グリセミック指数が高い。デンプン質は急激に血糖値を上げる。

す。つまりインシュリンを急激に放出しません。

たとえデンプン質が全粒穀物であっても果糖、砂糖やフルーツの方がグリセミック指数は低い、つまりインシュリンの放出量は少ないのです。

5 デンプン質の危険
――パーソープション（persorption）

一九七〇年代に、ラットの消化管にチューブを入れてコーンスターチ（デンプン質）のペーストを流し込んだあとにすぐに解剖した実験があります。腸を開いてみたところ、コーンスターチのペーストの痕跡は見当たりませんでした（急速に吸収される＝インシュリンの大量分泌）。そして、驚いたことに、コーンスターチのデンプン粒子は全身のリンパ液、血液などを循環して小さな動脈を詰まらせていたのです[153][154]。

〇・一～一〇〇マイクロメータの大きさの粒子を微小粒子（microparticle）といいますが、この大きさの粒子は腸のバリアをすり抜けて血管やリンパの中に入っていく

［図15］ デンプン質はパーソープション（persorption）を引き起こす

パーソープション（persorption）

消化されない植物由来（コーン、小麦、ポテト）のデンプン質の粒子は速やか（約２分）に腸のバリアを抜けて全身（血液、リンパ、脳脊髄液、母乳、羊水）に循環する！

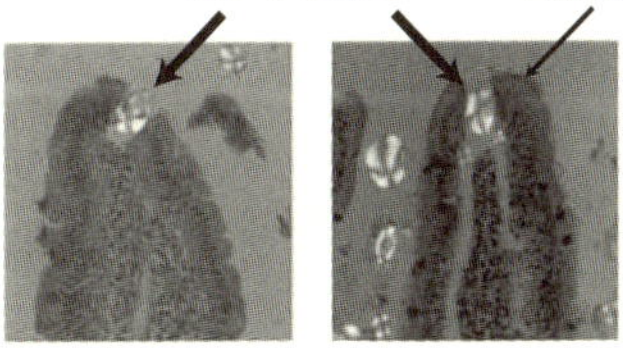

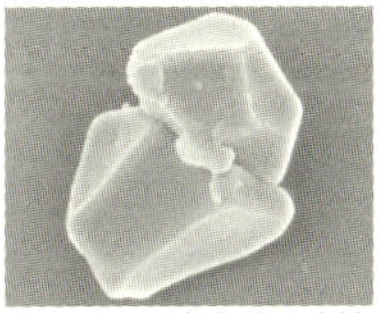
コーンスターチ投与後の血液中に
確認されたデンプン粒子（電子顕微鏡像）

Pathologe. 1993 Sep;14(5):247-52.
Environ Health Perspect. 1974 Dec;9:215-25.

消化されないデンプン質の粒子は、マイクロパーティクル（微小粒子：microparticle）といわれ、小腸の粘膜からリーキーガットがなくても自動的に吸収されて瞬時に血管、リンパ管系を循環する。これをパーソープションという。

このデンプン質の微小粒子が微小血管を詰まらせる。

ことが分かりました。この現象を「パーソープション（persorption）」といいます。

腸に炎症が起きていたり、いわゆるリーキーガット（腸管漏出症候群）の状態が起きていたりしなくとも微小粒子単位のデンプン質は腸のバリアをすり抜けていきます。わずか二分で全身を循環し、脳脊髄液、羊水、母乳に認められるというのですから驚きです。

このデンプン粒子による細い動脈の詰まりが認知症や糖尿病の発症にも一役買っているという報告もあるくらいです[155][156]。

6 デンプン質は太る

二〇一五年に発表された疫学的調査では、フルーツやデンプン質でない野菜を摂取した場合は、体重減少傾向が認められましたが、デンプン質の野菜では体重増加傾向が認められています[157]。

さらにダイエット効果（体重減少効果）でいえば、砂糖、果糖は糖、デンプン質よりも優れています[158][159]。

デンプン質はインシュリンを大量に放出させます。インシュリンは脂肪合成を促しますから、大量のインシュリンは肥満につながります[160]。また前述したように大量のインシュリン分泌後の低血糖（反応性低血糖）で、ストレス反応が起きます。

このときに放出されるコルチゾールはタンパク質を分解して糖、脂肪へと変換します。コルチゾールによるタンパク質分解→脂肪合成によって、内臓に脂肪がつきます（皮下組織の脂肪も余剰分は内臓に蓄積）。

つまり、デンプン質では内臓脂肪型の肥満体型になるということです。

肥満の人はそうでない人と比較して、血液中のエンドトキシン（内毒素）が多く、炎症性物質が高いことが分かっています[161]。エンドトキシン（内毒素）とは、腸内微生物のグラム陰性菌の細胞壁を構成するタンパク質で、非常に強力なストレス物質です。

特にケトン食のような高脂肪食は、体内（血液中）のエンドトキシン（内毒素）を増加させ、炎症性物質の増加、体重増加、内臓・皮下脂肪の蓄積、インシュリン抵抗性を引き起こすことが分かっています[162][163][164]。

[図16] デンプン質は反応性ストレス反応を引き起こす

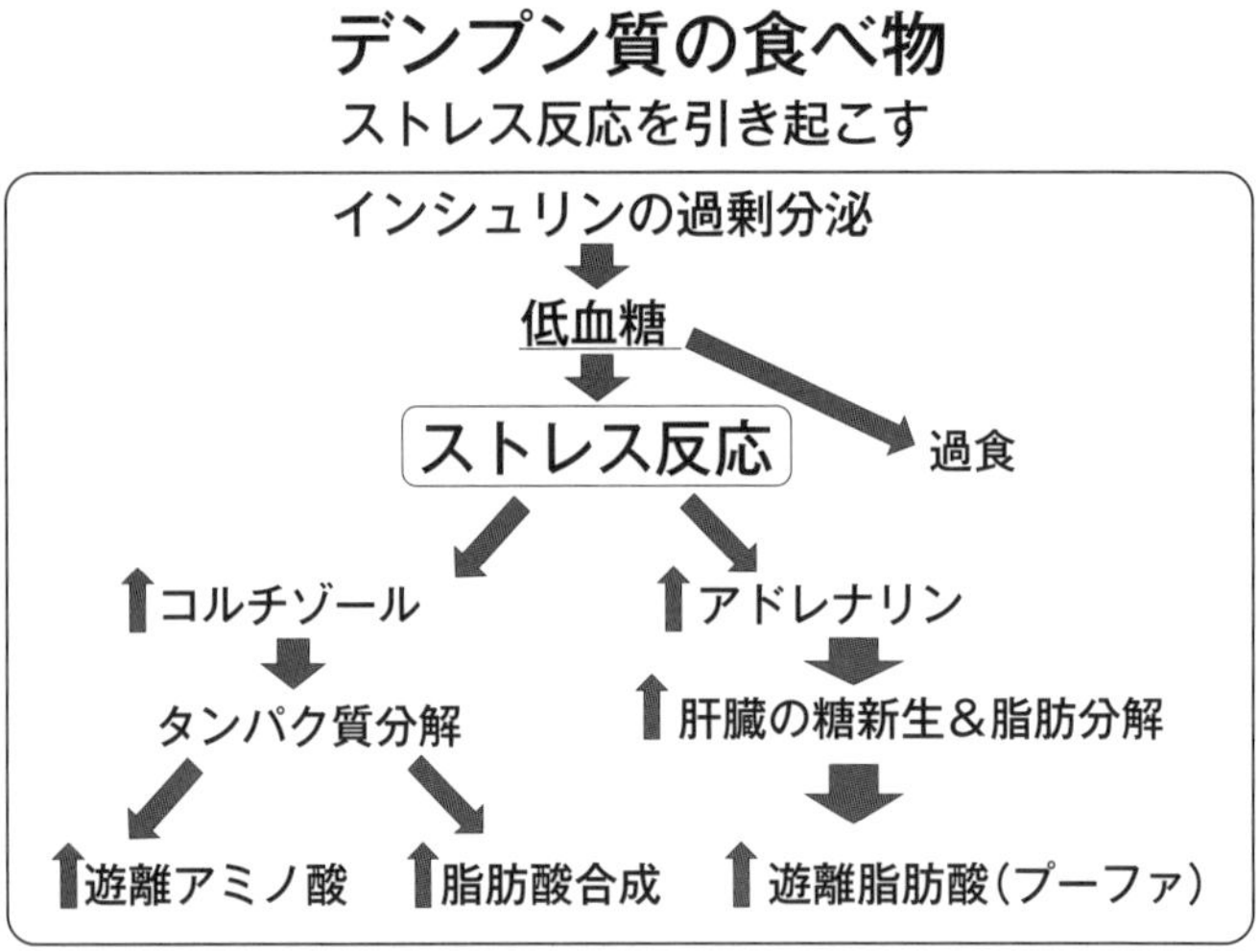

デンプン質は急激に血糖値を上げるために、インシュリンを大量に分泌させる。これによる反応性低血糖がストレス反応を引き起こす。加工菓子やケーキなどのデンプン質を食べると反応的に低血糖になるため、また甘いものが欲しくなるという「甘いもの中毒」現象をおこす。ストレス反応では、シックネス・フィールド（病気の場）で主体となるリポリシス（脂肪分解）、プロテオリシス（タンパク質分解）が起こる。

実は、このエンドトキシン（内毒素）とデンプン質は深い関係にあります。

7 デンプン質とエンドトキシン（内毒素）

私たちの小腸（十二指腸〜空腸〜回腸）は、腸内微生物が少ない領域です。

健康な状態では、空腸の上部三分の一まではほとんど腸内微生物が存在していません。そしてこの部位に少数存在する腸内微生物は、腸球菌、乳酸菌などの比較的限定した種類に限られています[165][166][167]。

この比較的腸内微生物が少ない小腸にバクテリア（細菌）が増殖して、消化吸収障害や全身に炎症反応を引き起こす病態を「小腸異常細菌増殖症（ＳＩＢＯ：small intestinal bacterial overgrowth syndrome）」といいます。

小腸に細菌が異常増殖すると、腸内のガスの充満、腹痛、便秘、下痢、栄養吸収障害、筋力低下、疲労感、骨粗しょう症など消化管の症状だけでなく、全身症状を引き起こします。

小腸異常細菌増殖症（SIBO）には様々な原因がありますが、共通しているのは、小腸を食べ物が通過する速度が遅くなることです[168]。

つまり、食べ物がいつまでも停滞している状態では、その食べ物をエサとして腸内のバクテリアが増殖します。したがって、慢性的な便秘も小腸異常細菌増殖症（SIBO）の原因になります[169][170]。

消化の悪いものを摂取した場合も、食べ物が停滞し、バクテリアのエサとなって、増殖を促します。一般に言われている食物繊維を多く含む食べ物は、私たちの小腸での消化が悪いものの代表です。さらに「難消化性デンプン」（熟していないバナナが代表）といわれるバクテリアのエサにしかなりえないものもあります。

全粒粉《ぜんりゅうこ（ふん）》（whole wheat flour）、穀物、豆類、種子類、ナッツといったものは食物繊維を多く含むために、過量摂取すると小腸異常細菌増殖症（SIBO）を引き起こします[171]。

一時、「冷や飯ダイエット」というものがありました。これは、冷えたご飯は消化が遅れるために太りにくいというアイデアです。私たちの小腸での消化が悪ければ、その分はバクテリアのエサになりますので、小腸異常細菌増殖症（SIBO）を引き起こすことになります。

小腸異常細菌増殖症（SIBO）は、血液中のエンドトキシン（内毒素）を増加させて炎症をオンにします[172]。

このように穀物や豆類といった消化の悪いデンプン質の日常的な摂取は、エンドトキシンを増加させて、肥満だけでなく、全身に炎症反応を引き起こすのです。

さらにエンドトキシン（内毒素）そのものがミトコンドリアでの糖の完全燃焼（＝生命のエネルギーフロー）を止めて、ランドル効果やリポリシス（脂肪分解）をもたらします[173][174]。

エンドトキシン（内毒素）を増加させるデンプン質は、シックネス・フィールド（病気の場）を形成していくのです。したがって、デンプン質を摂取する場合は、消化のよいものか、あるいはバクテリアのエサにもならないセルロースを含む食材を選ぶ必要があります。

第5章
〝砂糖〟の驚くべき波及効果
～炭水化物が人類を救う！

1　オーストラリアン・パラドックス
――デンプン質＋プーファ＝肥満!!

まだ現代では「砂糖は肥満につながる」という神話があります。

この神話を検証するためにオーストラリアの疫学的調査で、一九八〇～二〇〇三年の間で砂糖の消費と肥満の関係を調査した研究が報告されています[175]。オーストラリアは世界の中でも肥満率が非常に高い国です。

この調査期間で、起こったことを列挙してみましょう。

★砂糖の摂取量は約二三パーセント減少

★甘味料（高フルクトース・コーンシロップなど）摂取量約一六パーセント減少

★甘味料入りの飲料の販売・摂取量ともに減少

★全人口で肥満は約三倍に上昇

一九八〇～二〇〇三年の期間に起こったことは、砂糖（あるは果糖）の摂取量減少と肥満の飛躍的増加でした。これを「オーストラリアン・パラドックス」といいます。

なぜパラドックス（逆説）と言われるかというと、さきほどの神話どおり「砂糖の摂取で太る」という定説はいまだに一般のひとのみならず、専門家の間でも信じられているからです。

砂糖や甘味料は二〇パーセント前後減ったにもかかわらず、肥満が三倍になったのはなぜでしょう？

一九八〇～二〇〇三年の期間に摂取量が増加したものがあります。

それがピザ、ケーキ、クッキー、ポテトチップなどの菓子類です。

これらの菓子類の素材はデンプン質です。そして何よりも問題なのが、プーファ（オメガ6系の植物油脂）含有量が多いことです。

つまり、デンプン質+プーファ（オメガ6系の植物油脂）を摂取しているので、肥満になるのです。

世界保健機構（WHO）の調査では、このオーストラリアの肥満増加トレンドの原因として脂肪の摂取量増大を挙げています[176]。

やはり、砂糖ではなく、プーファも含めた脂肪およびデンプン質の摂取量増大が「オーストラリアン・パラドックス」の真の原因だったということです。

いまや多数の研究で「砂糖の消費と、肥満、糖尿病、非アルコール性脂肪肝疾患などのメタボリック症候群や心臓血管疾患の関連はない」ことが証明されてきています[177]。

みなさんが甘いもので頭に浮かぶ、ケーキ、菓子類、ワッフル、パンケーキ、クッキーなどはすべて「小麦（デンプン質）＋プーファ」です。これらを砂糖の多い食べ物（sugary）と思い込んでいるところに落とし穴があるのです。

2　砂糖、果糖で痩せる！

ラットに通常の食餌に追加してコカ・コーラを与えた実験があります[178]。コカ・

コーラには一〇〇mlあたり一一・三gの砂糖が含まれています。そうするとラットのカロリー摂取量（食餌量）が高まりましたが、体重の増加はありませんでした。

今度は、通常の食餌に追加してコカ・コーラに含まれる分量の砂糖だけを追加してみました。するとコカ・コーラと同じくカロリー摂取量が上がりましたが、やはり体重増加はありませんでした。

これは、砂糖が代謝を高めているという何よりもの証拠です。代謝が高まると、栄養需要は増えますが、その増加したカロリー摂取量分を消費しますので体重は増加しません。一方で、体内での代謝が滞ると栄養需要は低下しますが、消費カロリーが極端に低下するため肥満になるのです。

肥満の人は代謝が低下しているのです（体温が低い）。したがって、カロリーオフつまり砂糖なしのコカ・コーラにはこのような効果はありません。カロリーオフのものは、人工甘味料を使用しているので、かえって肥満を助長します。

なお、人工甘味料は長期投与で白血病、脳腫瘍、膀胱がん、悪性リンパ腫の発生を促すことが報告されていますので、避けたほうがよいでしょう[179][180][181]。

ちなみに、一般的には食事中のカロリーを気にしている人がいます。ここまでお読みになった方は、それがとてもナンセンスであることがなんとなく見えてきたのではないでしょうか?

カロリーは、一g単位あたりタンパク質四kcal、脂質九kcal、炭水化物四kcalと決まっています。脂質をとればとるほど総カロリーが高くなります。しかし、注目すべきは数値ではありません。炭水化物や脂質の中身が重要なのです。

代謝が低下し、脂肪が蓄積するのは、炭水化物の中でもデンプン質、そして脂質の中ではプーファ（オメガ3&6）なのです。

ですから外食などでは総カロリーを気にするより、食べるものにどれだけのプーファが含まれているか、あるいはデンプン質が含まれているかを気にしなければなりません。

3　果糖・乳糖はエンドトキシン（内毒素）も抑える

健康な人を対象にした食事介入実験があります[182]。この研究では、総カロリーは同じにして食事内容だけを変えた二つのグループに分けて実験をしています。

A．エッグマフィン、ソーセージマフィン、サンドイッチ、ジャガイモの揚げ物

B．オレンジジュース、レイズン、ミルク、ピーナッツバター、お粥（oatmeal）、イングリッシュマフィン

いずれのグループもマフィンやお粥といったデンプン質、揚げ物やピーナッツといったプーファ（ＰＵＦＡ）が混ざっています。これは、典型的な現代食といえるでしょう。

ＡとＢのグループでの違いは、Ｂではフルーツ、ミルクが入っていることです。

ＡとＢのいずれかの食後直後、一、二、三時間後にエンドトキシン（内毒素）の血液濃度を調べています。

その結果はどうなったでしょうか？

Ａのグループでは、食後のエンドトキシン（内毒素）、炎症性物質（NF-κB）、活性酸素種の増加が認められました。

一方、フルーツとミルクを加えたＢのグループでは、エンドトキシン（内毒素）、

[図17] 果糖のエンドトキシン（内毒素）の抑制効果

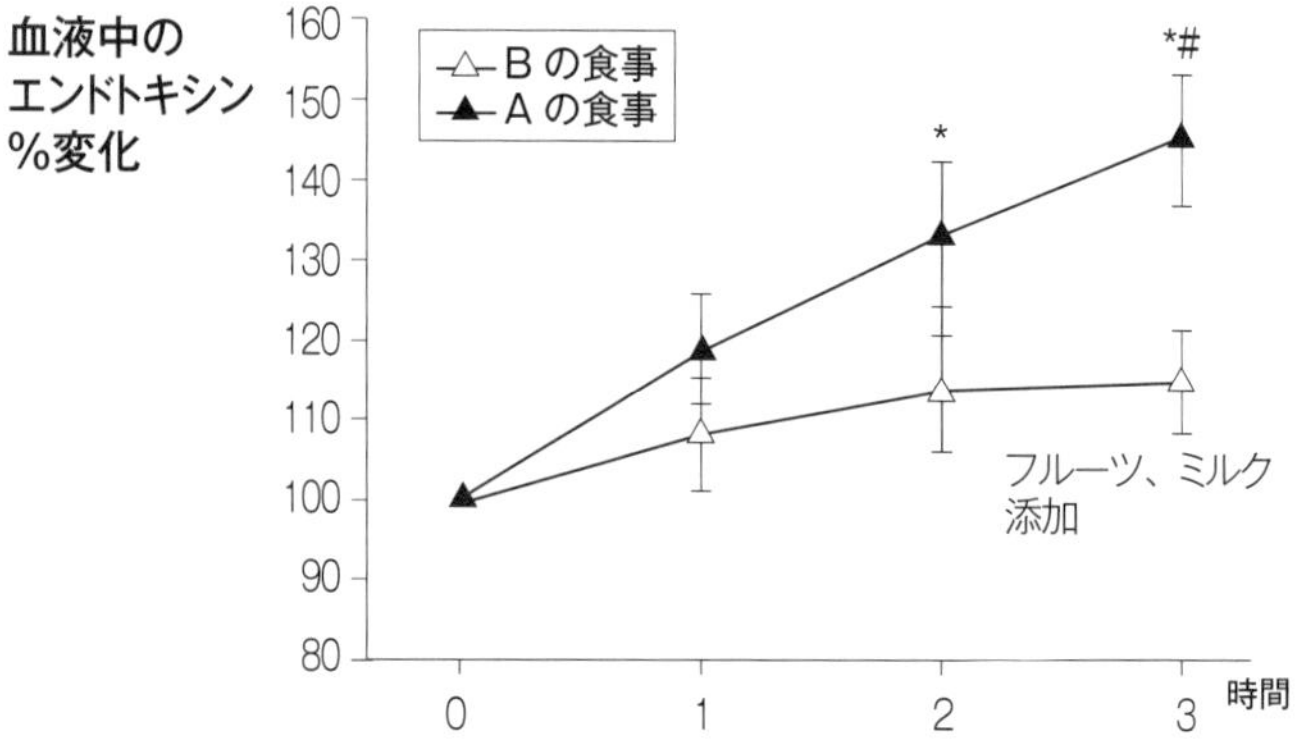

Diabetes Care. 2009 Dec; 32(12): 2281–2287

エンドトキシン（内毒素）は、腸内細菌の細胞壁の成分で、ストレス下では血液中でのエンドトキシンの量が上昇する。エンドトキシンはストレスホルモンを上昇させるシックネス・フィールド（病気の場）の主要なプレイヤーの一つで、あらゆる慢性病を引き起こす。そのエンドトキシンの血液濃度は、果糖（フルクトース）、ミルクを加えた場合には抑えることができる。

炎症性物質（NF-κB）などの上昇が抑えられました。

Bの食事にもエンドトキシン（内毒素）を増加させる消化の悪いデンプン質（食物繊維）やプーファ（ピーナッツバター）が含まれています。それをフルーツやミルクは抑えたのです。

エンドトキシン（内毒素）は、単独で肥満、糖尿病を引き起こします[183][184][185]。したがって、フルーツやミルクにはエンドトキシン（内毒素）を低下させて肥満を抑える効果があるということです。

4 砂糖は最大のストレス防御物質

砂糖のストレス軽減効果

私たちはストレス（精神的ストレス）が高まると、甘いものが食べたくなります。

これはラットでも実験的に確かめられています。

高炭水化物食がストレスホルモンであるコルチゾールを軽減し、精神的なストレスを軽減することが分かっています[186][187][188]。

ラットの実験でラットを縛り付ける（抑制する）と、ＨＰＡ系（視床下部－下垂体－副腎システム：The hypothalamic-pituitary-adrenal *axis*）が作動してストレスホルモンであるコルチゾールの血液濃度が上昇しました。

この縛り付けられたラットに砂糖を与える実験をしました。具体的には三〇パーセントの砂糖水をストレス状態のラットに与えました。

するとどうなったでしょうか？

二十分、四十分、そして六十分後、ストレスホルモンであるコルチゾールの血液濃度は継続的に低下しました。

このコルチゾールの血液濃度低下効果は、一日に一回砂糖水を与えたときより、二回に分割したほうが高いということも分かりました。つまり、ストレス軽減効果は、砂糖のトータルカロリーではなく、砂糖水を飲む回数が多いほど高いということです。

しかも、砂糖水投与では体重増加や脂肪の蓄積がありませんでした[189]。

この研究では砂糖のストレス軽減効果は、脳の快楽－報酬系に関わる部分（扁桃体の外側基底部）が活性化されたことによることが確かめられています。

砂糖はプーファで作られたストレス状態を軽減するミラクルな物質なのです。

高脂肪食ではストレスは軽減しない

ストレス軽減作用がカロリーを増やすことではないことは、高カロリーの高脂肪食を与える実験で確かめられています。

高脂肪食というのは通常、食事の総カロリーの約三二～六〇パーセントを脂肪から摂取するものです。ラットの実験では、早く太らせる目的（ＤＩＯ：diet-induced obesity）で総カロリーの六〇パーセントというかなりの高脂肪食を用います。

高脂肪食を長期にわたって与えたラットの実験では、ＨＰＡ系を活性化して、抑うつ的になることが報告されています[190]。しかも砂糖では見られなかった体重増加、脂肪の蓄積も認められます。

この脂肪の中身の大半が飽和脂肪酸だというのがメインストリームの医学の主張です。私はこれに疑問をもって、ラットの実験に実際に使用している高脂肪食の中身を

[図18] ラットなどの動物実験で使用される高脂肪食とは？

(DIO) Formulas

Product #	D12451		D12492	
	gm%	kcal%	gm%	kcal%
Protein	24	20	26	20
Carbohydrate	41	35	26	20
Fat	24	45	35	60
Total		100		100
kcal/gm	4.73		5.24	
Ingredient	**gm**	**kcal**	**gm**	**kcal**
Casein, 80 Mesh	200	800	200	800
L-Cystine	3	12	3	12
Corn Starch	72.8	291	0	0
Maltodextrin 10	100	400	125	500
Sucrose	172.8	691	68.8	275
Cellulose, BW200	50	0	50	0
Soybean Oil	25	225	25	225
Lard	177.5	1598	245	2205
Mineral Mix S10026	10	0	10	0
DiCalcium Phosphate	13	0	13	0
Calcium Carbonate	5.5	0	5.5	0
Potassium Citrate, 1 H2O	16.5	0	16.5	0
Vitamin Mix V10001	10	40	10	40
Choline Bitartrate	2	0	2	0
FD&C Red Dye #40	0.05	0		
FD&C Blue Dye #1			0.05	0
Total	858.15	4057	773.85	4057

プーファ
（多価不飽和脂肪酸）

Formulated by E. A. Ulman, Ph.D., Research Diets, Inc., 1/18/96 and 8/26/98.
Use D12450B 10% kcal fat as matched control diet.

高脂肪食の実験では、大豆油やラードなどのプーファ（多価不飽和脂肪酸）が豊富に含まれている脂肪食、つまり「高プーファ食」を使用している。高脂肪食が体に悪いという多数の実験結果は、飽和脂肪酸ではなく、高プーファ食がもたらしたものである。

調べてみました。

すると彼らが「飽和脂肪酸」と主張しているのは、ラード（ブタの脂身）です。そして、この食餌の中にはプーファの大豆油も少なからず含まれています。

現在のブタは、コーンや大豆を給餌させられています。彼らは反芻《はんすう》動物ではないので、コーンや大豆に含まれるプーファ（この場合はオメガ6）はダイレクトに脂肪に反映されます（反芻動物の牛、シカ、ヒツジなどはプーファを少々食べてもそれを消化管の中で飽和脂肪酸に変えられる）。つまり、ラードはプーファの塊なのです。

したがって、現代医学の動物実験で使用されている高脂肪食というのは、プーファ（ＰＵＦＡ：多価不飽和脂肪酸）の塊なのです。したがって、高脂肪食の動物実験では、必ず内臓や肝臓に脂肪は蓄積します。

ただし、飽和脂肪酸も過量投与では糖の代謝をブロックします（インシュリン抵抗性が高まる）[191]。したがって、ケトン食や糖質制限食は、長期間にわたって続けるとストレス状態が高まっていきます。

またストレス時には脳が砂糖を求めることも分かっています[192]。砂糖はストレス反応で脳内に増えるコルチゾールの合成をブロックするからです。コルチゾールは脳細胞を死滅させる作用があります[193]。実際に認知症の治療でコルチゾールを抑える医薬品の臨床試験が現在行われていますが、砂糖に優るものはありません。

〝砂糖中毒〟の本質は、砂糖がストレス反応を抑えてくれるということなのです。

5 砂糖がもたらす良眠と覚醒

みなさん、なかなか寝付けない、夜中に頻繁に目が覚める（夜中に何度もトイレにいく）、あるいは朝にボッーとして頭が回らないといった経験はないでしょうか？

不眠や夜間の中途覚醒は、夜間に増加するストレスホルモンが関係しています。絶食状態の夜間に十分な糖のストックがないと、脳に糖を供給できないためストレスホルモンが放出されて、体のタンパク質や脂肪を分解して糖に変換します。

ストレスホルモンのひとつであるアドレナリンが放出されると、寝ている間に心拍数が高まり、寝汗をかいたり、悪夢をみたりします。

これらのストレス反応を抑えるためにも、就寝前の砂糖、ハチミツ、フルーツなどの糖・果糖の補給が必要です（塩も同時摂取するとさらによい）。

さらに、糖は脳の睡眠を促進する神経細胞を活性化する効果ももっています[194]。良眠、熟睡のためにも糖は必要ということです。

また覚醒状態にも糖が重要な働きをしています。

体内時計（概日《がいじつ》リズム：circadian clock, or rhythm）と呼ばれる仕組みも砂糖の効果が影響しているというと驚かれるでしょうか。

動物では二十四時間の明暗の周期に従っています。朝と夜の周期を決定しているのは、今まで光の刺激によると言われていました。ところが、最近の研究で、砂糖（あるいは糖）が体内時計を決定していることが分かりました[195][196][197]。

これはどういうことかというと、砂糖が十分にない状況では、食べ物がない夜間と判断するということです。

朝食を抜くのはもちろんエネルギー代謝が落ちるのでよくありませんが、砂糖を十分補給しないことでいつまでも頭がはっきりしなくなるという結果をもたらします。体内に砂糖が入らないと、体内時計がまだ夜間と認識するからです。朝からしっかり砂糖を補給することで仕事の効率も上がるのです。

逆に、就寝前のヘビーな食事は睡眠には逆効果です。これは覚醒のサインになるからです。

良眠のために、そして起床後の体内時計のスイッチ切り替えのためにも私たちの体は砂糖を求めています。

6　果糖（フルクトース）の驚くべき効果

果糖はさまざまな作用をもっている

食事からプーファ（ＰＵＦＡ：多価不飽和脂肪酸）を摂取するか、あるいはストレスによって体内に蓄積した脂肪が分解されて血液中に放出される（「リポリシス」といいます）と、血液中のプーファ（ＰＵＦＡ）が高くなります。

プーファ（ＰＵＦＡ）は、生命のエネルギー代謝（糖の代謝）を止めてしまう物質です。まず、エネルギー代謝では糖新生に必要な酵素をプーファはブロックします[198]。脳に糖を送るために肝臓や腎臓で糖新生を行いますが、プーファの血液濃度が高い場合、糖を血液中に送ることができなくなります。

また、これは前述したことですが、健康と病気の分岐点にあるＰＤＨ（ピルビン酸脱水素酵素）もプーファ（とその酸化物のアルデヒド）によってブロックされます。果糖（フルクトース）は、このＰＤＨ（ピルビン酸脱水素酵素）も活性化して糖の代謝を進める作用もあります[199]。

果糖（フルクトース）は、糖よりも熱産生、二酸化炭素（CO_2）産生が高いことが分かっています[200][201][202]。さらに糖よりも糖代謝を促進し、脂肪の酸化・燃焼（＝シックネス・フィールドでの代謝）を防ぎます[203]。つまり、糖よりエネルギー代謝を高める物質なのです。

したがって、デンプン質のみならず糖（グルコース）よりも体重減少効果が高いのです[204][205][206][207]。

もちろんブラウンの人体実験と同様、果糖（フルクトース）の血圧低下作用も認め

[図19] 果糖（フルクトース）は、プーファの弊害を回避できる（図再掲）

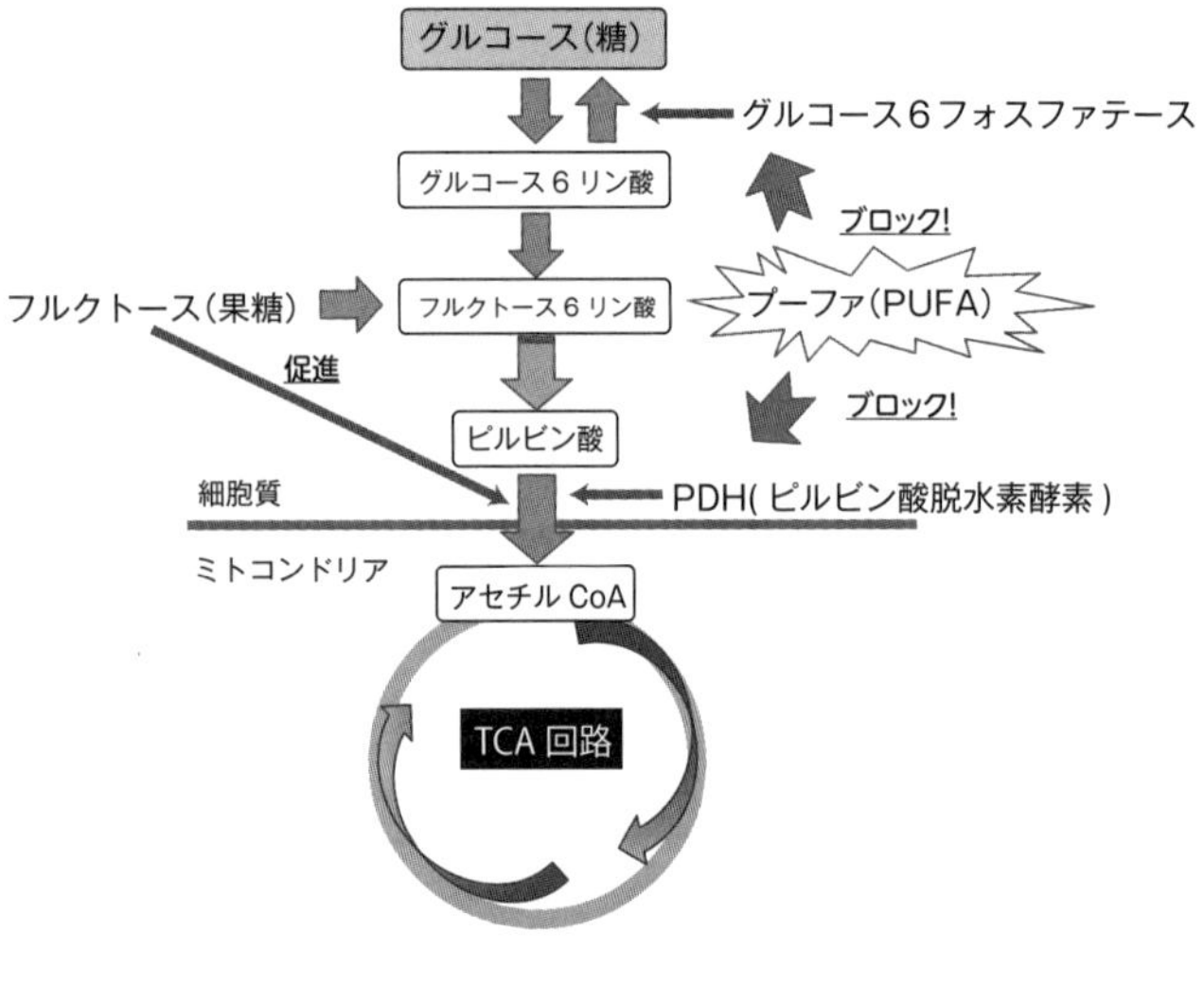

エネルギー代謝では糖（グルコース）が果糖（フルクトース）に変換されるが、そのときに働く酵素（グルコース6フォスファテース）をプーファはブロックする。
プーファの血液濃度が高い場合、糖代謝が最初のステップで進まないが、果糖（フルクトース）を使用すると、このブロックのところを回避できる。
また健康と病気の分岐点にあるＰＤＨ（ピルビン酸脱水素酵素）もプーファ（とその自動酸化物のアルデヒド）によってブロックされるが、果糖（フルクトース）は、このＰＤＨ（ピルビン酸脱水素酵素）も活性化して糖の代謝を進める作用がある。

［図20］ 果糖（フルクトース）の効用

◆果糖（フルクトース）の効用

➢ 生殖、胎児の発達、精液、羊水にあるメインの糖分！

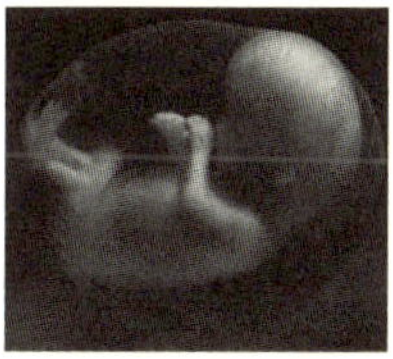

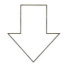

子宮の中の低酸素状態で糖（グルコース）より効率的にエネルギー、熱産生ができる！

胎児が育つ羊水や精子のメインの糖分は果糖（フルクトース）。糖（グルコース）よりも効率的にエネルギーおよび熱産生ができるミラクル物質である。

られています[208]。

さらに果糖（フルクトース）は、糖ではできない芸当もやってのけます。胎児が育つ羊水のメインの糖分は果糖（フルクトース）です（精子の糖分も果糖）[209]。母親の糖（グルコース）は、胎盤で果糖（フルクトース）に変換され、羊水の中に入ります。羊水内では酸素濃度が低いため、エネルギー代謝効率をより高めるために、胎児は糖（グルコース）より果糖（フルクトース）をエネルギー源として利用しているのです。

また果糖（フルクトース）は、酸化・還元のいずれのストレスにも軽減作用があります。このような物質は他に類を見ません（みなさんがイメージしているのは、おそらく酸化ストレスだと思いますが、糖のエネルギー代謝がしっかり回れば細胞内は酸化状態に維持されますので、生命体にとって最も恐ろしいのはむしろ鉄などが触媒となる還元ストレスです）[210][211][212]。

果糖（フルクトース）は、抗酸化作用をもつことはよく知られています。果糖（フルクトース）とその代謝産物（fructose 1,6-bisphosphate）は、脳血液関門という脳のバリアを通過して、脳組織の酸化ストレスに対応します[213]。

したがって、果糖（フルクトース）が脂質の酸化を促進するので害悪があるというようなデマがよく流布されていますが、事実はその逆です。果糖（フルクトース）は、酸化ストレスに対する耐性を高めるのです[214]。

レプチンをも抑制する‼

さらに、果糖（フルクトース）は脂肪組織から放出されるレプチンという炎症性物質を抑制する効果も報告されています[215]。

レプチンという脂肪から放出されるホルモン様物質は、発見当初は食欲を抑えるという触れ込みで製薬会社がこぞって商品開発していました（痩せる薬として販売すればドル箱になるからです）。

しかし、レプチンはTNF-α、IL-6といった炎症性物質を増加させ[216]、組織の線維・硬結化（ガンの特徴）を促進[217]し、血管新生作用、低酸素誘導因子の増加などを引き起こすために発ガンおよびガンの増殖を促します。

実際に乳がん、甲状腺ガン、肝臓ガンなどでレプチン濃度が高くなっていることが

[図21] 果糖（フルクトース）は血管の
リーク（漏れ）を防ぐ

◆果糖（フルクトース）の効用

➢ 糖尿病の臓器障害の原因は血管からのリーク！

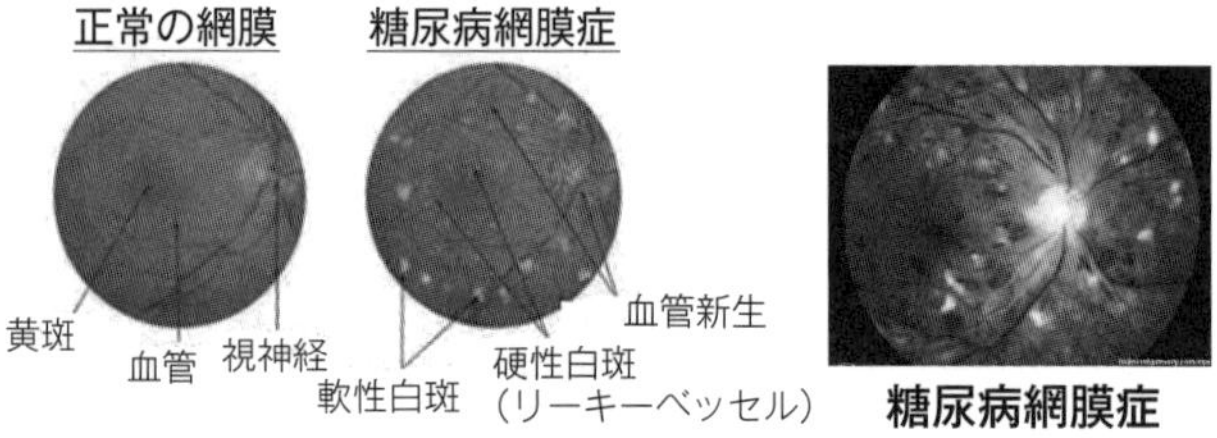

➢ 血管からのリークを防ぐ。

果糖（フルクトース）は、酸化・還元のいずれのストレスも軽減する。炎症反応を低下させて、血管からの血液のリーク（リーキーベッセルという）を抑える。糖尿病での臓器障害である微小血管の閉塞やリークを防ぐ。

報告され、製薬会社が開発を断念した経緯があります[218][219][220][221][222]。

わたしたちの体にストレスがかかると脂肪分解（リポリシス）が起こることによって、血管からタンパク質や血漿がリーク（漏出）します。これを私は「リーキーベッセル」と呼んでいます。

糖尿病の主徴候のひとつにこの「リーキーベッセル」があります。糖尿病性網膜症、糖尿病性腎症はいずれも血管からアルブミンなどのタンパク質や血漿がしみ出ること、つまり「リーキーベッセル」が原因です[223]。

果糖（フルクトース）はこの血管のリークを抑える作用も持っています[224]。

実際に糖尿病と診断されている人（＝プーファ過剰状態）は、果糖（フルクトース）が欠乏しています[225][226]。

糖尿病に代表されるエネルギー代謝障害には、このような果糖（フルクトース）のミラクルともいえる効果を利用しない手はありません。

二〇一三年にとても重要な論文が発表されました。それは、果糖の摂取がメタボリック症候群や心臓血管疾患と関係しているという従来の「果糖仮説」は間違っているという毅然とした内容でした[227]。

現代人の果糖摂取量は増えているわけでないということ。そして、いままでの果糖の実験というのは、かなり極端な量の果糖摂取の動物実験結果にすぎない。人間にあてはめると、とてもこのような大量の果糖を実際に摂取することは困難であるので、実際の日常摂取量でどのような効果があるかを調べるべきだ。というものです。

私がいつも講義でお伝えしている内容とまったく同じだったので、この論文を読んだときに少し驚きました。至極まっとうな意見だと思います。

7 「糖尿病が砂糖で治る」メカニズム

砂糖（サクロース）は、ハチミツと同じく糖（グルコース）と果糖（フルクトース）が五〇パーセントずつの二糖類です。

果糖（フルクトース）あるいは砂糖（サクロース）は、糖（グルコース）で見られるような反応性低血糖や血糖異常が認められないことは実験的に証明されています[228]。

反応性低血糖とは、デンプン質の問題として取り上げたように急激なインシュリン分泌によって血糖値が低下することをいいます。

果糖（フルクトース）は、砂糖（サクロース）と比べても血糖安定作用、インシュリン反応性が穏やかです[229]。

やはり、砂糖（サクロース）の糖尿病に対する治療効果は、果糖（フルクトース）の効果が大きく、糖（グルコース）とのコンビネーションで相乗効果があると考えています。

糖（グルコース）と果糖（フルクトース）が五〇パーセントずつの砂糖もＰＤＨ（ピルビン酸脱水素酵素）を活性化して糖の代謝を進めることが分かっています[230]。

これも果糖（フルクトース）がＰＤＨ（ピルビン酸脱水素酵素）を活性化して、さらに糖（グルコース）の代謝が進んで、エネルギー代謝が高まるというコンビネーションの効果をあらわしています。

糖尿病はＰＤＨ（ピルビン酸脱水素酵素）がプーファや乳酸によってブロックされていることで、糖のエネルギー代謝フローが滞っている病態です。その滞りを解消する物質こそが果糖（あるいは果糖を含んでいる砂糖）なのです。

これこそは「糖尿病が砂糖で治る」というメカニズムを説明したものです。

8　砂糖、ハチミツの驚くべき治療効果

糖尿病と診断された人の特徴として、感染に罹りやすいということと、傷の治りが非常に遅いことがあります。

通常の外傷で縫合《ほうごう》（縫い合わせること）を要する切り傷では、傷に感染がない限りは一週間程度で抜糸ができます。

ところが糖尿病やステロイド投与中の人では最低でも十日以上経過しないと抜糸できません。エネルギー代謝が滞っているため、傷の癒合《ゆごう》、つまり皮膚の再生が悪いからです。

このような糖尿病の傷や皮膚潰瘍でも以前はグラニュー糖やハチミツを塗布すると早く治癒することが知られていました。コラーゲンの再生を促し、皮膚を早く再生するからです。糖（グルコース）やインシュリンでさえ、傷に塗ると早く治ることが知

られています。しかも傷跡《きずあと》を残しにくいのです[231][232][233][234][235][236]。

アッラー（イスラム教の神の呼び名）の使徒に「あなた方には、二つの治療法がある。ひとつは蜂蜜、ひとつは聖クルアーン」といわしめるほど、古《いにしえ》のころからハチミツは万能薬でした。

古代エジプト王・ファラオによって「神聖な飲物」と呼ばれ、ヒンドゥー、シュメール、中国、ギリシャ、ローマの時代でもハチミツを応急処置の基本的材料として いたのです。

9 糖（グルコース）でも治療効果がある

糖（グルコース）が過量になると、インシュリンが過剰分泌されます。そしてそのインシュリンの作用で急に糖が細胞内に入ってしまうと、血糖値が急激に低下します。急激な低血糖が引き金になってストレス反応が起きます。これが、私が糖（グルコース）の連なったデンプン質の過剰摂取を勧めない理由のひとつでした。

そのために、糖（グルコース）だけよりも果糖（フルクトース）とのコンビネーションがよいのです。果糖（フルクトース）は消化管での吸収も遅らせるため、過剰なインシュリン分泌が起こりません。

しかし、糖（グルコース）だけでも驚くべき治療効果があります。投与する糖濃度を低くすれば（急激なインシュリン放出をさせない糖濃度）、組織の再生を促します。

たとえば、ラットの実験では血糖値が上昇しない程度の糖（グルコース）の投与をたった四日間持続投与しただけで、膵臓のインシュリン産生細胞であるベータ細胞の数が増加します。これはベータ細胞がガンのように分裂して増えているのではなく、膵臓の他の細胞（上皮細胞にある幹細胞）がベータ細胞に成長・分化《ぶんか》していることが分かっています。このように適正な糖濃度を維持すれば、失われた膵臓のインシュリン産生細胞をも再生することができるのです[237]。

糖（グルコース）は、膵臓のインシュリン産生細胞のみならず、脳の神経細胞でもエネルギー代謝を滞らせるフリーラジカルズ（活性酸素種、活性窒素種）の発生を抑えます[238][239]。

糖尿病の動物モデルでは、妊娠すると糖尿病が治癒する現象が認められています[240]。これは、妊娠中に産出されるプロゲステロンが糖の代謝を促進するからです。またショック状態には現代医学でさえ糖を使っています。その代表が低分子デキストランなどの多糖類を用いたショック治療です[241][242]。

残念ながら現代医療では果糖（フルクトース）の点滴製剤がマーケットからなくなってしまいましたが、ショックの治療にも多糖類よりも果糖の点滴のほうがさらに効果があるはずです。

是非、現代医療の場でも果糖（フルクトース）の点滴製剤を復活させていただきたいものです。

砂糖がストレスの最大の防御物質であることは前述しましたが、糖（グルコース）だけでも自制心を高めるという研究結果が報告されました。人間は糖という資源が豊富にあると、より競争的な目先の報酬に無関心になり、長期的な視点に立って仕事ができるようになるという研究結果でしたが、これは非常に興味深い事実です。糖が十分にあるということは、自分の環境が安心であるシグナルになると考えられています[243]。

仕事の質にも砂糖が影響してくるということです。

10 糖尿病を治すための食事

理想の糖質

まずエネルギー代謝の中心となる理想の糖質からお伝えしていきましょう。

デンプン質は、

・反応性低血糖を引き起こす（インシュリンの大量分泌）

・小腸をすり抜けて、小動脈を詰まらせる（パーソープション）

・エンドトキシン（内毒素）を増やして、肥満や炎症反応を引き起こす

などの作用があり、糖質摂取源としては推奨しません。

デンプン質の中でも穀物、豆類はプーファ（PUFA）を含むため、過量摂取はランドル効果（糖－脂質サイクル）によって、糖の完全燃焼（＝生命のエネルギーフ

ロー）をブロックします。

さらに、穀物、豆類は肉類と同じくリンとカルシウム比の値が高く（リンが多い）、ミネラルバランスがあまりよくありません。リンの過剰摂取は、前述した副甲状腺ホルモン（ＰＴＨ）の放出を引き起こして、リポリシス（脂肪分解）で体内に蓄積されているプーファ（特にアルデヒドを発生させやすいオメガ３）を放出させます。

デンプン質で消化が悪く腸内発酵（バクテリアのエサになる）できるものはエンドトキシン（内毒素）を増加させるために避けたほうがよいでしょう。デンプン質でエンドトキシン（内毒素）の面で安全なものは消化のよいものです（ただし、反応性低血糖の問題があります）。ちなみにセルロースを含む食材は腸内微生物が発酵できない（エサにできない）ので推奨しています。

例えば、生のニンジン、タケノコ、キノコ類といったものにセルロースは含まれています。これらはエンドトキシン（内毒素）の発生を抑えます。

デンプン質は基本的に糖（グルコース）のポリマーです。果糖（フルーツ）がまったくないのも糖質源としてはデメリットが大きいです。

高フルクトース・コーンシロップ（ＨＦＣＳ）も砂糖と同じく、糖と果糖が一：一の割合で含まれるという触れ込みでした。しかし、高フルクトース・コーンシロップ（ＨＦＣＳ）を分析したところ、デンプン質が含まれていたのです[244]。高フルクトース・コーンシロップ（ＨＦＣＳ）も過量摂取するとデンプン質の負の側面が出てくるでしょう。

したがって、理想の糖質源は、果糖（フルクトース）か、果糖が入っている二糖類です。食材でいえば、砂糖（ショ糖）、ハチミツ、フルーツ、フルーツのピューレ、アガベシロップなどです。

シンガポールなどの東南アジアではサトウキビを搾ったショ糖液を飲むことができますが、最高のエネルギー代謝改善食といえます。

タンパク質・脂質では

そして、エネルギー代謝以外にも体の構造・機能維持のためには、タンパク質・脂質の摂取も欠かせません。

タンパク質は、ストレス反応を起こさないアミノ酸が豊富に含まれている食材を推奨しています。グリシン、プロリンといったアミノ酸は、炎症やストレス反応を抑えてエネルギー代謝を高め、糖尿病の治癒作用があります[245][246]。

食材としては動物の筋肉部分ではなくグリシン、プロリンといったアミノ酸が豊富に含まれるゼラチン質（コラーゲン）やガラスープを推奨しています。

その他、卵黄、貝柱、牡蠣、乳製品（生乳、ヤングヨーグルト、チーズなど）、さつまいもなどはアミノ酸組成がよいため推奨しています。

動物の筋肉部位はエネルギー代謝を低下させるアミノ酸（トリプトファン、メチオニンなど）が含まれているので、過剰摂取は血糖コントロールが悪くなります。

脂質はプーファ（オメガ&6）を避けることにつきますが、脂肪の摂取は食事を美味しく食べる（palatable：パラタボゥ）ためにも欠かせません。脂溶性ビタミン（A、D、E、K）の吸収にも必要です。

良質な糖質、タンパク質に加えてバター、ココナッツオイル、牛脂などの飽和脂肪酸を足すと糖の吸収も遅くなり、急激な血糖上昇やストレス反応を引き起こすことがなくなります。

ちなみに余剰の糖、果糖は、細胞内で飽和脂肪酸であるパルミチン酸に変換されます。

パルミチン酸は、ストレス反応で放出されるコルチゾールの合成を抑え、心身をストレスから守る保護ステロイド（プレグレノロン、DHEA）を増加させる効果があります[247]。

飽和脂肪酸を豊富に含む食材では、ココナッツオイル、バター、反芻動物（牛、鹿、羊）の脂肪分、卵（黄身）、乳製品、チョコレート（植物油脂を含まず、ダークではないもの）を推奨しています。これらの食材はストレスから守ってくれるコレステロールも含んでいますので糖尿病にも効果的です。

ビタミンB$_1$、B$_2$などもお勧め

糖尿病は、繰り返しますが細胞内糖利用障害（intracellular glycopenia）です。細胞内の糖利用を進めるためにも、食材だけでは不安な方、あるいは糖尿病の治癒だけでなく、早くエネルギー代謝を高めて心身ともにエネルギッシュになりたい方は、ビタミンB$_1$、B$_2$、ナイアシノマイド（B$_3$）、ビオチンなどを摂取することをお勧めしています。

ビタミンB$_1$、B$_2$は、糖が代謝されてミトコンドリアに入るときに働く重要な酵素

（ピルビン酸脱水素酵素：ＰＤＨ）を活性化します。果糖と同じく、ビタミンB_1、B_2はこの酵素を活性化することで、糖の代謝を高めるのです[248][249][250]。

それと同時にナイアシノマイドは、この酵素をブロックするプーファ（オメガ３＆６）の放出（リポリシス）を防ぐため、ビタミンB_1、B_2と同時に摂取することでより効果的に糖代謝が進みます[251][252][253][254]。

ビオチンも糖代謝を促進する複数の酵素を活性化するため、糖尿病には効果的です[255]。

糖、タンパク、脂についての摂取量目安

最後に糖質、タンパク質、脂質についての摂取量目安についてお伝えいたします。

「肉ばかり食べると筋肉が落ちていく」というパラドックスがあります。

肉、つまりタンパク質にはロイシンなどのアミノ酸が含まれています。

このアミノ酸が消化管から血液中に入ったときにも、インシュリンが膵臓から放出されます。インシュリンは糖だけでなく、アミノ酸にも反応することが意外と盲点になっています。

インシュリンは、アミノ酸を細胞内に入れてタンパク質合成へと導くのですが、その際に血液中の糖も細胞内に入れます。したがって、大量のタンパク質を摂取するとデンプン質の場合と同じく低血糖が起こるのです（これも反応性低血糖です）。

するとストレス反応が引き起こされ、ストレスホルモンのコルチゾールが放出されます。コルチゾールは体内のタンパク質（筋肉、胸腺、皮膚）を分解して、糖、脂肪に変換します。

つまり、

・大量のタンパク質の摂取→ストレス反応→コルチゾール→筋肉分解

となって、「肉ばかり食べると筋肉が落ちていく」というパラドックスが起こるのです。

したがって、タンパク質を摂取するときには、反応性低血糖を防ぐ意味でも必ず良質な糖質を同時に摂取しないといけません。

その日安はタンパク質：糖質＝一：二～三くらいです。

デスクワークの人で最低でも一日必要タンパク質量が二五～三〇g（肉体労働では七五～九〇g／日）です。そうすると糖質を最低でも一日五〇～六〇g（肉体労働では一五〇〜二七〇g／日）摂取しなければストレス反応を引き起こします。

実際には、デスクワークでも前述したように一日一七〇gの糖質は必要です。

二〇一四年にマウスの実験で興味深いことが報告されました[256]。その実験は、栄養と寿命の関係を調べたものです。

その実験結果を要約しましょう。

●カロリー制限自体は寿命を延ばす効果がないばかりか、逆にリバウンドによる過食などが起こり、寿命を縮める結果となった。

●糖質：タンパク質の割合が高いほど、代謝が高まり寿命が最大三〇パーセント延長した。

●糖質を多く摂取するほど脂肪肝になったが、驚くことにより健康になった。とくに老齢マウスにおいては、脂肪肝で体重増加したものほど、健康で寿命が延びた。

●最適なタンパク質摂取は一日総カロリーの一五〜二〇パーセント。

（この実験ではプーファの影響を調べていない）

以上から通常の活動をしている人の一日総摂取カロリーを二〇〇〇カロリーと仮定

すると、最適な栄養素の量はそれぞれ、

・糖質（砂糖）：二五〇－三〇〇g

・タンパク質：七五－一〇〇g

・脂質（飽和脂肪酸）：五〇g

となります。健康寿命という観点では、糖質（砂糖）は一日一七〇gどころか、三〇〇g近くは必要ということです。

特に年をとるほど、ストレス反応による体のタンパク質分解が進む（異化：catabolic state）ので、タンパク質の摂取量を高める必要があります。ということは、加齢とともに糖質の摂取量ももっと高めないといけないということです。

前述したように糖質（糖、果糖）の余剰分が飽和脂肪酸であるパルミチン酸に変換された場合に、このパルミチン酸が脂肪に蓄積した脂肪肝では、肝臓に保護的に働きます。脂肪肝で問題なのは、プーファ（オメガ3＆6）が蓄積した場合なのです。

糖の代謝を大事に

「肥満パラドックス」という現象があります。これはちょっとぽっちゃり系のほうが痩せ型より健康で寿命が長い（あらゆる病気による死亡率が低い）という事実です。これは度重なる研究結果が認められています[257][258][259]。パルミチン酸のような飽和脂肪酸の脂肪蓄積が問題なのではなく、糖の代謝が悪いために、糖尿病のように筋肉が落ちていく（その結果体重が低下する）ことが問題なのです[260]。

私たち生命体は、エネルギーフローで生命場を維持しています。その中心にあるのがミトコンドリアでの糖の代謝（糖の完全燃焼）です。

この基本中の基本をしっかりおさえていれば、きっと明日からみなさんの砂糖を眺める顔が変わることでしょう。

付　セミナー受講生からの質問に答えて

ブドウ糖（グルコース）と果糖（フルクトース）に関するご質問（生化学セミナー受講生の方からのご質問）を巻末にシェアいたします。本文でお伝えしていることが、さらに理解が深まると思います。

1「ランドル効果」について

（ご質問）

「低血糖のときに脂肪酸を燃料としてアセチルCoAの産生（ベータ酸化）する際の脂肪酸とは飽和／不飽和両方ともでしょうか？　優先順位がありますか？」

（回答）

脂肪を燃料として燃焼することを「脂肪のベータ酸化」といいます。

脂肪をエネルギー産生の燃料にするのは、元々は低血糖時の一時的なバックアップシステムです。

脂肪を常時、燃焼させている状態を「ケトーシス」といいます。この状態が続くと、脳や赤血球といった糖依存（実質的に糖しか燃料にできない）の組織を守ることができません。

そこで肝臓は脂肪（あるいはタンパク質、乳酸）といった〝質の悪い〟燃料をなんとか糖（ブドウ糖）に変換して、脳や赤血球を守ろうとします（これを糖新生《とうしんせい》といいます）。

この肝臓（あるいは腎臓）の糖新生の働きも脂肪を燃料として行われています。このときの脂肪の優先順位は飽和脂肪酸です。しかも短鎖・中鎖の飽和脂肪酸が優先されます。これは、短鎖・中鎖飽和脂肪酸はより反応が早くアセチルCoAという糖を新しく脂肪から作る（糖新生）ことができるからです。

脳は特にエネルギー代謝が高い臓器ですから、自分自身で脂肪を燃焼するのは、エネルギーを得るのに時間を費やします。そのために、脳の活発な活動に見合うエネルギー（ＡＴＰ）需要に供給が間に合いません。

したがって、肝臓（あるいは腎臓）から糖新生で脂肪やタンパク質から作ってもらった糖を使っているのです（そしてそもそも脂肪酸は脳血液関門を通過しにくいため脳の主要な燃料にはなり得ません）。もちろん、それまでは脳も自分でストックしたグリコーゲンや果糖をエネルギー源としています。


一方のプーファ（長鎖多価不飽和脂肪酸）を燃料とした場合には、本文でお伝えしたように活性酸素が発生します（ここに鉄が存在すると非常に反応性が高いハイドロキシラジカルが発生し、それとプーファが反応するとアルデヒドという猛毒が発生します。現代人の体内で日常的に起こっています）。そしてさらにプーファを代謝してアセチルCoAにするまでに飽和脂肪酸よりも時間がかかります（より酵素反応が多い）。

脳にとって糖を供給してもらうのに、プーファのように時間がかかっては困ります（脳神経細胞が死滅していく→アルツハイマー病）。

したがって、糖がないときのあくまでも一時的なバックアップとして脂肪を燃焼させますが、その優先順位は飽和脂肪酸です。飽和脂肪酸でも鎖の短い（炭素のバックボーンが短い）短鎖・中鎖が優先されます。

問題はここからです。

現代人の食事、あるいは体内に蓄積している脂肪はプーファが優位です。食事を摂取していない、あるいは糖質制限をしている場合の低血糖時には、体内に蓄積したプーファがまず「リポリシス（脂肪分解）」で血液中に放出されます（これを「遊離脂肪酸」といいます）。

肝臓や腎臓で脳に糖を供給するために、脂肪を燃料としますが、このときの脂肪酸は現代人ではプーファ（特にオメガ3）なのです。

したがって、脂肪の燃焼は、本来は飽和脂肪酸を優先させますが、現代人ではプーファを燃焼させているということになります。これは上記の複数の理由からかなりのリスクであることはお分かりになったと思います。

また血液中に循環するプーファは自動酸化してアルデヒドを発生させます。

リポリシスによって脂肪組織に蓄積しているプーファを血液中に放出させることが、

生化学という基礎医学を学べばどれだけ恐ろしいことかが理解できるようになります。思想や自分の軸を作るには優れた古典・先人の知恵（あるいは優れた師につくこと）を学ぶことが一番の早道です。健康・医学に関することも、やはり基礎的なサイエンスをしっかり学ぶことが自分の軸を作る早道です。もう流行りの健康本を読むことはやめましょう。

2 糖の過剰摂取について

（ご質問）

糖を過剰摂取すると肥満や糖尿病の原因にならないのでしょうか？

（回答）

身体活動および代謝が低い状態では、糖に限らず栄養素の過剰摂取は肥満や糖尿病だけでなく慢性病の原因になります。

糖でも体に必要以上のものが入ってきた場合は、飽和脂肪酸（パルミチン酸）として蓄積されますが、ミトコンドリアのエネルギー産生で問題が起こります。

糖を含め栄養素が充足している場合は、ミトコンドリアでは十分なエネルギー（ATP）が存在しています。この状態で栄養を入れるとミトコンドリアのエネルギー発電場所である電子伝達系で電子（栄養素から取り出した）の渋滞が起こります。電子がATP（エネルギー）産生に使われないからです。

渋滞を起こした電子は酸素と反応して活性酸素種（スーパーオキサイドなど）を発生させます。ここに鉄（フリーの鉄あるいはキレート鉄）が存在するとフェントン反応で強力な活性酸素種（ハイドロキシラジカル）を発生させます。この非常に反応性の高いフリーラジカルは、鉄の存在下でプーファの自動酸化を開始・維持させます。その結果、猛毒のアルデヒド類が発生することで生命場を歪めます。

これをクラブツリー（Crabtree）現象とよびます。

これは、生成物（この場合はATP）が増えすぎるとその生成反応が抑えられるという生化学の基礎的な事実に基づく現象です（「product inhibition」といいます）。

したがって、カウチポテト族と呼ばれるように、ソファー（カウチ）に寝そべったまま動かず、主にテレビを見てだらだらと長時間を過ごすようなライフスタイルではATP（エネルギー）はそれほど必要ありませんから（かつ代謝が低下しているから）、必要以上の糖を入れた場合は糖からの電子が渋滞を起こして悪影響を来します。

砂糖（ショ糖）、あるいは果糖などの質のよい糖質を摂取すると同時に、プーファフリーと身体活動はセットで行わないといけません。あくまでも糖のエネルギー代謝を回すことが生命場にとっては中心となるので、必ずこの観点から考えていきましょう。

3　果糖（フルクトース）と痛風について

〈ご質問〉
果糖（フルクトース）の摂取で痛風になると聞いたのですが、本当でしょうか？

（回答）

痛風は尿酸値が上昇する（これは結果であって原因ではない）ことが特徴です。尿酸値が上昇する原因は多数ありますが、果糖の代謝でも尿酸に変換されます。「果糖で痛風になる」という風説の根拠は、おそらく果糖を投与したときに血液中の尿酸値が上昇したという動物実験の結果から来ています。

この実験は急激に大量の果糖（通常の私たちの食事ではあり得ない）を与える実験です[261]。しかも実験動物と使用されるラットやマウスは、通常は大量に果糖を摂取することがありませんから、このように無茶なストレス実験では尿酸がたまるだけでなく、尿酸を産生する過程（活性酸素・窒素種が発生）でダメージを被るのは当然です。

人体実験でも尿酸値を果糖で上昇させるのには一日の摂取カロリーの二五パーセント以上を果糖だけにしないと達成できません[262]。

これは現実の食生活ではありえないことです（しかも尿酸値を上げるだけでは痛風にはならない）。

それでは現実的な一日の摂取カロリーにおいて、果糖が尿酸値を上昇させるかという臨床試験が行われていますが、このメタ解析（各研究結果をまとめて解析）では、果糖が尿酸値を上昇させるという事実は認められませんでした[263]。

他の臨床試験解析では果糖と痛風のリスク上昇に弱い関連があるという報告があります[264]。しかし、これらは疫学的調査という因果関係がいえない種類の研究デザインです。

つまり、果糖の摂取量が上昇したことが痛風を引き起こすとは言えないのです（しかもこの統計論文は、カナダ糖尿病学会がスポンサーになっています。解釈に注意が必要です）。

そもそも尿酸自体は哺乳類の最強の抗酸化物質です。

高尿酸血症の人は、むしろアルツハイマー病、パーキンソン病、多発性硬化症（神経の慢性炎症疾患）、動脈硬化のリスクが低下することが報告されています[265][266][267][268]。

痛風は尿酸ができる過程で起こるものです（高尿酸血症というのは原因でなく結果）。炎症など病気の場（シックネス・フィールド）では、尿酸を産生する際に活性酸素・窒素種が発生します（キサンチン酸化酵素という酵素の介在）。これが細胞内外の鉄と反応してプーファの自動酸化が起こることが痛風の炎症症状の原因です[269][270][271][272]。

健康の場では尿酸ができる過程でこのようなことは起きません（キサンチン脱水素酵素の介在）。

つまり、「尿酸が多い（高尿酸血症）＝痛風」ではないのです。

通常の果糖摂取で痛風になるのは困難ですが（痛風の原因はエネルギー代謝障害なので、むしろ果糖は痛風の治療になる）、尿酸値が高いこと自体は決して悪いことではありません。

あくまでも病気の場で尿酸ができる過程で発生する病的反応が問題なのです。

[251] Experientia. 1966 Oct 15;22 (10) : 658-9
[252] Diabetes Care. 1999 Mar;22 Suppl 2: B16-20
[253] Acta Pharmacol Sin. 2006 Jun;27 (6) : 724-7
[254] J Nutr Biochem. 2014 Jan;25 (1): 66-72
[255] Life Sci. 1988;42 (13) : 1323-30
[256] Cell Metab. 2014 Mar 4;19 (3) : 418-30
[257] JAMA Intern Med. 2017;177 (1) : 51-58
[258] JAMA. 2016;315 (18) : 1989-1996
[259] JAMA. 2013;309 (1) : 71-82
[260] Mayo Clin Proc. 2014 Aug; 89 (8) : 1072-9
[261] Curr Hypertens Rep. 2013 Aug;15(4):281-97
[262] Nutr Metab (Lond). 2012 Jul 24;9(1):68
[263] J Nutr. 2012 May; 142(5):916-23
[264] BMJ Open. 2016; 6(10): e013191
[265] Ann Rheum Dis. 2016 Mar;75(3):547-51
[266] Biomark Med. 2010 Oct; 4(5):701-12
[267] Ther Umsch. 2004 Sep;61(9):553-5
[268] Atherosclerosis. 2009 Nov;207(1):255-60
[269] J Biol Chem. 1989 Jun 15;264(17):9880-4
[270] Chin J Integr Med. 2015 Mar;21(3):229-33
[271] Diabet Med. 2005 Oct;22(10):1343-6
[272] Int J Cardiol. 2016 Jun 15;213:8-14

[211] Chem Biol Interact. 1995 Oct 20;98(1):27-44.
[212] Toxicol Appl Pharmacol. 1994 Oct;128(2):271-9
[213] Carbohydr Res. 2009 Sep 8;344(13):1676-81. Epub 2009 Jun 3
[214] Nutrition. 2005 Feb;21(2):240-8
[215] J Clin Endocrinol Metab. 2004 Jun;89(6):2963-72
[216] Hormones (Athens). 2011 Jan-Mar; 10(1] :16-26
[217] J Biol Chem. 2004 Feb 6; 279(6):4292-304
[218] Hepatology. 2006 Oct; 44(4):983-91
[219] Breast Cancer Res Treat. 2010 Jan; 119(2):367-7
[220] Peptides. 2008 Sep; 29(9):1596-602
[221] Oncol Rep. 2010 Jun; 23(6):1721-7
[222] J Cell Biochem. 2008 Nov 1; 105(4):956-64
[223] Microcirculation. 2007 Jun-Jul;14(4-5):363-73
[224] Am J Hypertens. 1998;11(5):563-9
[225] Am J Clin Nutr. 1994 Mar;59(3 Suppl):753S-757S
[226] Nigerian J. Biochem. Mol Biology 23(1): 12-14, 2008
[227] Adv Nutr. 2013 Mar 1;4 (2) : 246-56)
[228] Diabetes Care. 1982 Sep-Oct;5(5):512-7
[229] Am J Clin Nutr. 1982 Aug;36(2):256-61
[230] Biochim Biophys Acta. 1993 Aug 11;1169(2):126-34
[231] J Tissue Viability. 2000 Jul;10(3):86-9
[232] J Wound Care. 2002 Feb;11(2):53-5
[233] Int Surg. 1984 Oct-Dec;69(4):308
[234] J Diabetes Sci Technol. 2010 Sep 1;4(5):1139-45
[235] J Exp Pathol (Oxford). 1990 Apr;71(2):155-70
[236] J Wound Care. 2011 May;20(5):206, 208, 210 passim
[237] Am J Physiol Endocrinol Metab. 2008 Apr;294(4):E679-87
[238] J Biol Chem. 2005 May 27;280(21):20389-96
[239] Biochemistry (Mosc). 2008 Feb;73(2):149-55
[240] Exp Clin Endocrinol 1989 May;93(2-3):225-30
[241] Br. J. Pharmac. Chemother. (1967), 31, 351-355
[242] The Journal of Immunology January 1, 1964 vol. 92 no. 1 3-7
[243] Philosophical Psychology, Volume 29, 2016 - Issue 6
[244] FASEB J 2010 April vol. 24 no. 1 Supplement 562.1
[245] Amino Acids. 2008 Aug;35 (2) : 451-6
[246] J Endocrinol Invest. 2008 Aug;31 (8) : 694-9
[247] Steroids. 2012 Mar 10;77 (4) : 347-53
[248] J Clin Med Res. 2012 Jun;4 (3) : 153 | 160
[249] Heart Int. 2011 Sep 29;6 (2) : e21
[250] Acta Diabetol Lat. 1976 Jan-Apr;13 (1-2) : 25-9

[174] J Biol Chem. 2009 Feb 27;284(9):5915-26. Epub 2009 Jan 3.

第5章

[175] Nutrients, Apr, 2011; 3 (4): 491 | 504
[176] Int. J. Obes. Relat. Metab. Disord. 2004, 28, 710 | 718
[177] Adv Nutr. 2015 Jul;6 (4) : 493S | 503S
[178] Am J Physiol. 1983 Apr;244(4):R500-7
[179] Cancer Epidemiol Biomarkers Prev. 2006 Sep;15(9):1654-9
[180] Environ Health Perspect. 2007 Sep; 115(9): 1293 | 1297
[181] Environ Health Perspect. 1978 Aug; 25: 173 | 200
[182] Diabetes Care. 2009 Dec; 32(12): 2281 | 2287
[183] Mol Cell Biochem. 2014 Mar; 388(1-2):203-10
[184] Int J Obes (Lond). 2012 Nov; 36(11):1442-9
[185] Diabetes Care. 2011 Feb; 34(2):392-7
[186] Eur J Appl Physiol Occup Physiol. 1999;80:92 | 9
[187] Physiol Behav. 2000;70:333 | 42
[188] Life Sci. 1987;40:1761 | 8
[189] Physiol Behav. 2011 Apr 18; 103(1): 104 | 110
[190] Int J Obes (Lond) 2013;37:382 | 389
[191] J Clin Invest. 2017 Feb 1;127(2):695-708
[192] J Clin Endocrinol Metab. 2015 Jun;100 (6) : 2239-47
[193] Rev Neurosci. 2008;19 (6) : 395-411
[194] J Neurosci. 2015 Jul 8;35 (27) : 9900-11
[195] Cell 161, March 26, 2015
[196] Cell Rep. 2015 Dec 22;13 (11): 2362 | 2367
[197] Cell Metab. 2013 Feb 5; 17(2) : 155 | 156
[198] J Nutr. 1997 Dec;127(12):2289-92
[199] Biochem J. 1992 Mar 15;282 (Pt 3):753-7
[200] Am J Clin Nutr. 1993 Nov;58(5 Suppl):766S-770S
[201] AJP | Endo April 1993 vol. 264 no. 4 E504-E513
[202] Diabetes Metab. 2005 Apr;31(2):178-88
[203] Am J Physiol. 1986 Jun;250(6 Pt 1):E718-24
[204] Ann Intern Med. 2012 Feb 21;156(4):291-304
[205] Br J Nutr. 2005 Apr;93(4):485-92
[206] PLOS Med 2015; 12: e1001878
[207] Biochem J. 1967 January; 102(1): 177 | 180
[208] Hypertension. 2012 Apr;59(4):787-95
[209] J Clin Endocrinol Metab (2005) 90 (2): 1171-1175
[210] Biochim Biophys Acta. 1995 Nov 9;1269(2):153-61

[137] Biomolecules. 2015 Mar 16;5(1):194-222.
[138] Curr Clin Pharmacol. 2016;11(2):118-27
[139] J. Biol. Chem. 1996, 271:9982-9986
[140] J Biol Chem. 1998;273:16058 | 16066
[141] Endocrinology and Metabolism. 2010; 299 (6): E879
[142] J Exp Integr Med. 2014; 4(3): 151-164
[143] Clin Chim Acta 1998;276:163-72
[144] Metabolism 1999;48:205-9
[145] Cell Mol Biol (Noisy-le-grand). 1998 Nov; 44(7):1013-23
[146] Diabetes. 1996 Jul; 45 Suppl 3():S77-80
[147] J Biol Chem. 1997 Jul 11; 272(28):17810-4
[148] Arterioscler Thromb. 1994 Oct; 14(10):1521-8.
[149] Proc Natl Acad Sci U S A. 1997 Jun 10; 94(12):6474-9
[150] Diabetes. 1999 Jun; 48(6):1308-15
[151] Diabetologia. 2005;48(8):1590-603
[152] Biochm. J. 2003;375(Pt 3):581-92
[153] Environ Health Perspect. 1974 Dec;9:215-25
[154] Pathologe. 1993 Sep;14(5):247-52
[155] Med Hypotheses. 1991 Jun;35(2):85-7
[156] Annals of nutrition & metabolism, 54(3), 208 | 17
[157] PLoS Med. 2015 Sep 22;12(9):e1001878
[158] Br J Nutr. 2005 Apr;93(4):485-92
[159] Ann Intern Med. 2012 Feb 21;156(4):291-304
[160] EMBO Rep. 2001 Apr 15; 2(4): 282 | 286
[161] Int J Obes (Lond). 2010 Feb; 34(2):240-9
[162] Diabetes. 2007 Jul; 56(7):1761-72
[163] Mol Nutr Food Res. 2014 Jan;58(1):136-46
[164] Am J Clin Nutr. 2007 Nov; 86(5):1286-92
[165] Gastroenterology. 2009;136:1989 | 2002.
[166] Am J Clin Nutr. 1999;69:1035S | 1045S
[167] Enteric bacterial flora and bacterial overgrowth syndrome. In: Feldman M, Scharschmidt BF, Sleisenger MH, editors. Sleisenger & Fordtran's Gastrointestinal and Liver Disease. 6th ed. Philadelphia: WB Saunders; 1998. pp. 1523 | 1535.
[168] J Clin Gastroenterol. 2015 Aug;49(7):571-6
[169] J Neurogastroenterol Motil. 2011 Apr; 17(2): 185 | 188
[170] J Neurogastroenterol Motil 2014; 20(1): 31-40
[171] Proc Soc Exp Biol Med. 1986 Dec;183(3):299-310
[172] Clin Gastroenterol Hepatol. 2006;4:11 | 20
[173] Biochemistry (Mosc) 2000, 65(2), pp 223-229

[102] Immunol Today 1983; 4:337 | 340
[103] Metabolism. 2002 Oct;51(10):1340-7
[104] FASEB J. 2014 Dec;28(12):5083-96
[105] Am J Physiol Endocrinol Metab. 2010 Jan;298(1):E99-E10
[106] Diabetologia 2001;44:914-922
[107] Biochem J. 1964 Mar; 90(3): 620 | 624
[108] Proc Assoc Am Physicians. 1999 May-Jun;111(3):241-8
[109] Exp Clin Endocrinol Diabetes. 2003 May;111(3):121-4
[110] Ann Intern Med. 1988 May;108 (5) : 663-8
[111] The Journal of Cancer Research. 1925;9(1):148 | 163
[112] Science. 1956;123(3191):309 | 314
[113] Nat Commun. 2016 Apr 5;7:11199
[114] J Clin Invest. 2010 Jan; 120(1):142-56
[115] Nat Rev Cancer. 2016 Nov;16(11):732-749
[116] Mol Cell Endocrinol. 2017 Jan 11. pii: S0303-7207(17)30016-3
[117] Arch Intern Med. 2006 Sep 25;166(17):1871-7
[118] Tissue Interactions in Carcinogenesis. Academic Press; London, UK: 1972. pp. 291 | 304.
[119] Biochem Pharmacol. 1983 Jan 15;32(2):355-60
[120] Cell Signal. 2016 Mar;28(3):204-13
[121] Transplant Proc 2014; 46: 145-50
[122] Pediatr Diabetes 2011; 12: 536-46
[123] Journal of Parathyroid Disease 2014,2(1),55 | 56
[124] Stem Cells. 2010 Sep;28(9):1630-8
[125] Nature. 2010 Apr 22;464(7292):1149-54.
[126] Trends Endocrinol Metab. 2011 Jan;22(1):34-43
[127] Mayo Clin Proc. 2013 Oct; 88(10): 1127 | 1140
[128] Elife. 2014 May 13;3:e02242
[129] J Am Pharm Assoc (2003). 2009 Sep-Oct; 49 Suppl 1():S16-29

第4章

[130] Diabetes Care. 2012;35(suppl 1):S11 | S63
[131] http://www.diabetes.org/living-with-diabetes/treatment-and-care/blood-glucose-control/a1c/
[132] Lancet. 2005;366:1279 | 1289)（N Engl J Med. 2008;358:2560 | 2572
[133] N Engl J Med. 2008;358:2545 | 2559)（N Engl J Med. 2009; 361:1024-5
[134] J Am Heart Assoc. 2015 May; 4(5): e001577
[135] Neurocrit Care. 2010 Apr;12 (2) :181-7
[136] J Cereb Blood Flow Metab. 2003 Jul;23 (7) :865-77

[66] Chemical Research in Toxicology. 2011;24(11):1984 | 1993
[67] Free Radical Biology and Medicine. 2011;50(1):166 | 178
[68] Redox Biology. 2014;2(0):878 | 883
[69] Medicinal Research Reviews. 2008;28(4):569 | 631
[70] Free Radical Biology and Medicine. 2014;72:55 | 65
[71] Proc Natl Acad Sci U S A. 1990 Nov;87(22):8845-9
[72] J Bioenerg Biomembr. 2010 Dec; 42(6):449-55.
[73] J Neurotrauma. 1995 Oct;12(5):791-814
[74] J Biol Chem. 1999 Jan 22;274(4):2234-42
[75] J Biol Chem. 2008 Jul 18; 283(29): 19927 | 19935
[76] Breast Cancer Res. 2011 Aug 31;13(4):R83
[77] Transl Psychiatry. 2017 Jan 31;7(1):e1020
[78] Cell Stem Cell. 2015 Oct 1;17 (4) :397-411
[79] PLoS Med. 2017 Mar 21;14 (3) :e1002266
[80] Sci Rep. 2016; 6: 19495
[81] Stroke. 2017 May;48 (5) ; 1139-114

第3章

[82] JAMA. 1917;LXIX(17):1410-1414
[83] Pure, White and Deadly (1972)
[84] Atherosclerosis 1971, 14 (2): 193 | 202
[85] BMJ Open. 2016 Jun 12;6(6):e010401
[86] Free Radic Biol Med. 1995 Oct;19(4):511-6
[87] BMC Immunology2002. 3:13
[88] Biull Eksp Biol Med. 1992 Feb;113(2):136-8
[89] Biophys J 2007; 92: 2819 | 30
[90] Lancet. 1963 Apr 13;1(7285):785-9
[91] Br J Nutr. 2007 May;97(5):809-13.
[92] Am J Physiol Endocrinol Metab. 2009 Sep;297(3):E578-91. Epub 2009 Jun 16
[93] Biochem Soc Trans. 2003 Dec;31(Pt 6):1115-9.
[94] Curr Opin Clin Nutr Metab Care. 2007 Mar;10(2):142-8
[95] J Clin Invest. 1996 June 15; 97(12): 2859 | 2865.
[96] Diabetes. 2014 Aug;63(8):2812-20
[97] Diabetes August 2014 vol. 63 no. 8 2611-2612
[98] Biochim Biophys Acta. 1993 Aug 11;1169(2):126-34
[99] Pancreas. 1995 Jul;11(1):26-37
[100] Cardiovasc Res. 2003 Jul 1;59(1):143-51
[101] Arch Dis Child 2006; 91:473-477

[33] J Appl Physiol (1985). 1994 Oct;77(4):1913-8
[34] Life Sci. 1993;52(7):657-61
[35] Neurochem Int. 2017 Mar 30. pii: S0197-0186(17)30109-2
[36] J Cereb Blood Flow Metab. 2013 Oct;33 (10) : 1493-9
[37] Rev Neurosci. 2001;12(3):217-87
[38] Scientific Reports, 2015; 5: 16794
[39] Research Reports in Clinical Cardiology 2011:2 15 | 35
[40] Science 1999 Apr 23; 284(5414): 625-9
[41] Braz J Med Biol Res. 2000 Mar;33(3):355-61
[42] Am J Physiol. 1993 Sep;265(3 Pt 1):E380-91
[43] Current Anthropology 25:113 | 115
[44] Current Anthropology 1984, 25:113 | 115
[45] Journal of Human Evolution Volume 20, Issue 6, June 1991, Pages 493-503
[46] Am J Clin Nutr. 2000 Mar;71(3):682-92
[47] Nature. 2004 Nov 18;432(7015):345-52
[48] The Quarterly Review of Biology Vol. 90, No. 3, September 2015
[49] Clin. Endocrinol. Metab. 5(1976):398
[50] Modern Nutrition in Health and Disease, Seventh Edition, edited by M. E. Shils and V. R. Young. Philadelphia (Pennsylvania): Lea & Febiger.Pages 38 | 51
[51] (Institute of Medicine, National Academies of Science. 2006. Dietary Reference Intakes for Energy, Carbohydrate, Fiber, Fat, Fatty Acids, Cholesterol, Protein, and Amino Acids (Macronutrients). National Academies of Science. Washington (DC): National Academies Press. http://www.nap.edu/catalog.php?record_id=10490. (Accessed 23 November 2014.)
[52] J Clin Gastroenterol. 2006 Mar;40(3):235-43
[53] Eur J Clin Nutr. 1999 Apr;53 Suppl 1:S177-8
[54] JCI Insight. 2017 Feb 23; 2 (4) : e90508
[55] Lancet. 1963 Apr 13;1 (7285) :785-9
[56] Diabetes. 2009 Feb; 58(2): 453 | 459
[57] Am J Clin Nutr. 2000 May;71(5 Suppl):1256S-61S
[58] N Engl J Med. 1991 Sep 26;325(13):911-6
[59] J Nutr. 1981 Apr;111(4):678-89
[60] J Nutr. 1983 Feb;113(2):253-67
[61] J Nutr. 1986 Oct;116(10):1938-48
[62] Growth. 1979 Sep;43 (3) : 160-6)
[63] Growth. 1979 Mar;43(1):58-61
[64] Metabolism. 1972 Jun;21(6):507-12
[65] Cellular Longevity. 2013;2013:543760

参考文献

第1章

[1] The American Journal of the Medical Sciences 44, 232 | 235 (1862).
[2] Brit. Med. Journal, Nov. 14, 1857, P.943.
[3] J. Nutr. December 1, 1938 vol. 16 no. 6 511-524
[4] Diabetes Metab. 2008 Dec;34 (6 Pt 1):601-5
[5] Medicine and Biology Vol. 17, No 2, 2015, pp. 49-53
[6] Diabetes 2002; 51:3353-3361

第2章

[7] Biochem Biophys Res Commun. 1991 Sep 16;179 (2):1011-6
[8] Int J Biochem. 1990;22 (3):269-73
[9] Braz J Med Biol Res. 2000 Mar;33 (3):355-61
[10] Prev Cardiol. 2001 Autumn;4 (4):179-182.
[11] Clin Endocrinol (Oxf). 1997 Jan;46(1):17-20
[12] J Clin Invest. 1939; 18 (1):45 | 49 doi:10.1172/JCI101024
[13] Arch Intern Med. 2000 Feb 28;160(4):526-34
[14] Physiol Res. 2002;51(4):335-9
[15] Intensive Care Med. 2009 Jan;35(1):129-35
[16] J Physiol. 1968 Jul;197(2):345-61
[17] Physiol Rep. 2016 Dec;4(23). pii: e13046
[18] Aging (Albany NY). 2016 Oct; 8(10): 2425 | 2434
[19] Bioorg Med Chem. 2016 Mar 15;24(6):1402-7
[20] Cell Metab. 2006; 3(3): 177-85
[21] PLoS One.2012;7(10):e46571
[22] Mol Cell Biuochem 2010;341(1-2):149-57
[23] Cell Biol Int Rep,1983, 7(11), pp 971-980
[24] Journal of Cell Science, 2015; 128 (23): 4366
[25] Neurochem Int. 2002 Aug-Sep;41(2-3):95-102
[26] Free Radic Biol Med. 1999 Jun;26(11-12):1369-74
[27] Environmental Chemistry Letters;Sep2012, Vol. 10 Issue 3, p295
[28] Biol Chem Hoppe Seyler. 1986 Aug;367(8):741-50
[29] Jpn Heart J. 1981 Nov;22(6):939-49
[30] Lancet. 1963 Apr 13;1 (7285):785-9
[31] Respir Physiol Neurobiol. 2003 Oct 16;138(1):37-44
[32] Sports Med. 1997 Jul;24(1):8-16

あとがき

今回の著作にあっての最大の難関は、砂糖、果糖がいかに生命の根幹を形作るかというエビデンスが、通常の検索では見つからないということでした。

むしろ果糖にいたってはいかに健康に悪い影響を与えているかという文献しか出てきません（一度「fructose」と入れて検索してみてください）。

糖がエネルギー代謝の根幹であることは、人類の歴史を振り返れば一目瞭然です。このことは、二〇世紀初頭から教科書に掲載されるほど明白な事実であるにもかかわらず「砂糖は病気の原因」だという説がまかり通っています。

なぜこんなにおかしなことがまかり通っているのでしょうか？

医学論文の検索にパブメド（PubMed）があり、ほとんどの医療関係者が論文検索に使用しています。

このパブメド（PubMed）は、アメリカ政府の運営するアメリカ国立医学図書館

（the National Library of Medicine）にある文献を集めたものにすぎません。つまり、医学に関する論文だけで、サイエンスのデータベースではないので、基礎的なエビデンスが検索しても出てこないのです。

もちろんグーグルなどの検索エンジンはパブメド（PubMed）などの限られた医学文献の中から探しますから、基礎的なサイエンスの研究論が見つかるはずがありません。

これで大抵の医療従事者は、限られたデータベースの中でしかエビデンスが得られないので、いくら「糖が生命体のエネルギー代謝」の基本といっても、実際の臨床と結び付けて考えられないのです。

通常の検索では、最も基本的なエビデンスを見つけることが困難なので（それでも基礎的なサイエンスをしっかり勉強していると、限られた研究の中からエッセンスを抽出することは可能になる）、エビデンスを叫ぶものほどすぐに洗脳されてしまうことになります。

医学はまだサイエンス（学問）とは到底言えない領域です。サイエンスとして認められるには、少なくとも再現性（同じ実験を何度繰り返しても同じ結果がでる）があることが前提となります。医学研究は、再現性を確かめられない疫学的調査や再現性がない動物実験、細胞実験の宝庫です。

サイエンスをベースとしないで何をベースとして医学研究が成り立つのでしょうか？　残念ながら現代の医学は本文中に書いたようにマーケットレベル（資本主義がベース）のポピュラーサイエンス（大衆文化）の域を出ていません。

ポピュラーサイエンス（大衆文化）をバカにしてはいけません。本当にマーケットで大量の資金を投入してプロパガンダされた〝お題目（お経）〟は数年後にはメインストリームの医学に反映されていくのです。

その最たるものが、遺伝子が生命を決定しているという「遺伝子決定論」、コレステロール、飽和脂肪酸などが体に悪いという「脂質仮説」であり、今回の砂糖が体に悪いという「砂糖悪玉説」です。

本文を読まれると、これらの仮説（ファンタジーといって良いでしょう）がいかに私たちの生命の本質からずれているかを痛感されると思います。

今回の題名は「糖尿病は〝砂糖〟で治す」ですが、本当は「病は〝砂糖〟で治る」のです。

最後に、私が提唱している「原始人食」（アップデート版）では、この糖のエネルギー代謝を中心に据えた数々の内容を提供しております。ご興味のある方は、㈳パレオ協会のホームページをご覧いただければ幸いです。

今回も鉱脈社の川口社長はじめスタッフの方々の心意気で私の遺書ともいえる糖の真実本を世に出すことができました。ここに改めて深謝いたします。

著者略歴

﨑谷 博征（さきたに　ひろゆき）

総合医、脳神経外科専門医、医学博士、パレオ協会代表理事、日本ホリスティック療法協会理事。ロイヤルホリスティックカウンセリング院長。

1968年 奈良県生まれ
奈良県立医科大学・大学院卒業
脳神経外科専門医、ガンの研究で医学博士取得。

国立大阪南病院、医真会八尾病院を経て、私立病院の副院長をつとめる。現在、パレオ協会、ロイヤルホリスティックカウンセリングでガン、難病、原因不明の慢性病を対象にした治療を確立し、根本治療指導に従事している。

生物学・人類学・考古学・物理学など学問の垣根を取り払い横断的に研究。「原始人食」（﨑谷式パレオダイエット）およびパレオライフスタイルを確立。「リーキーガット」「リーキースキン」「リーキーベッセル」や「プーファ（PUFA）」「リポリシス」「健康の場（ヘルスィネス・フィールド）」「病気の場（シックネス・フィールド）」という概念を日本で初めて定着させた。パレオ協会を通じて栄養学およびライフスタイル改善の啓蒙を行っている。また全国で医師・治療家および一般の方々を対象に講演・啓蒙活動を行っている。

著書に『患者見殺し医療改革のペテン』『グズな大脳思考　デキる内臓思考』『医療ビジネスの闇』（共に韓国語訳出版）、『原始人食で病気は治る』（台湾語訳も出版）、『間違いだらけの食事健康法』、『この4つを食べなければ病気にならない』（中国語訳も出版）、『ガンの80％は予防できる』、『「プーファ」フリーであなたはよみがえる！』（鉱脈社刊）、『病はリポリシスから』
共著に『悪魔の思想辞典』『日本のタブー（悪魔の思想辞典2）』がある。

健康常識パラダイムシフトシリーズ3
糖尿病は〝砂糖〟で治す！
甘いものに目がないのは正しかった

二〇一七年 九 月十九日 初版発行
二〇二四年十二月 一 日 十刷発行

著者 崎谷博征©
発行者 川口敦己
発行所 鉱脈社
〒八八〇‐八五五一
宮崎市田代町二六三番地
電話 〇九八五‐二五‐一七五八

印刷 有限会社 鉱脈社
製本 日宝綜合製本株式会社

パレオ協会

私たち人類は、とてつもない「生命力」が内蔵されています。

しかし、残念ながら現代社会ではこの「生命力」が完全に削がれています。

パレオ協会では、私たちに普遍的に内蔵されている「生命力」を引き出すことを目的としています。

人類が心身ともに健康であった狩猟採集時代の食事を含めたライフスタイル（パレオライフスタイル）を現代に復活させることで、「生命力」を引き出します。

食事（栄養学）、身体活動などを中心としたプログラムや慢性病・ガンの根本治癒についてのプログラムを提供しております。ご自分の健康を守る上で必須の知識（健康神話の真実シリーズ）をDVDにまとめておりますので、是非ご視聴ください。

また、協会ではニュースレターの定期的発行、セミナー、パレオアクティビティ（山登り、キャニオニングなど自然とのふれあい）などを通じて会員のみなさんの心身をフォローしております。この協会のコンテンツに今までの研究成果、叡智《えいち》を凝集させておりますので、ご参加いただければ幸いです。

一般社団法人パレオ協会ホームページ：http://paleo.or.jp/